大众健康管理科普丛书

您最想了解的乳腺健康常识

河北大学附属医院　编

陈鹊汀　主编

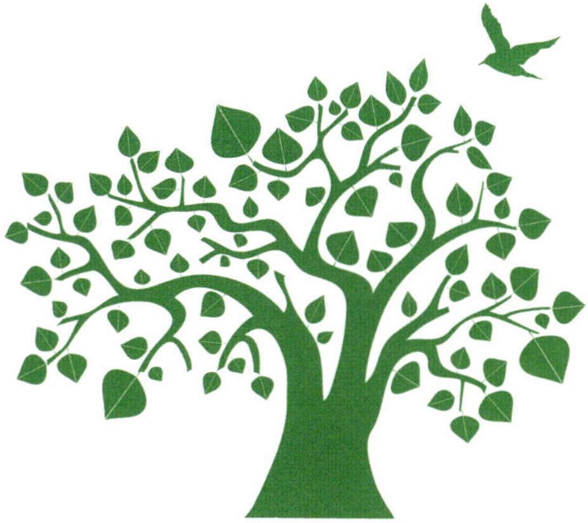

河北大学出版社·保定

您最想了解的乳腺健康常识

NIN ZUIXIANG LIAOJIE DE RUXIAN JIANKANG CHANGSHI

出 版 人：朱文富
责任编辑：张靖瑄
装帧设计：杨艳霞
责任校对：刘文娜
责任印制：靳云飞

图书在版编目（CIP）数据

您最想了解的乳腺健康常识 / 河北大学附属医院编 ；陈鹊汀主编．-- 保定 ：河北大学出版社，2020.4
（大众健康管理科普丛书 / 张海松主编）
ISBN 978-7-5666-1608-1

Ⅰ．①您… Ⅱ．①河… ②陈… Ⅲ．①乳房疾病－诊疗－普及读物 Ⅳ．①R655.8-49

中国版本图书馆 CIP 数据核字（2019）第 290844 号

出版发行：河北大学出版社
地址：河北省保定市七一东路 2666 号　邮编：071000
电话：0312-5073033　0312-5073029
邮箱：hbdxcbs818@163.com　网址：www.hbdxcbs.com
经　　销：全国新华书店
印　　刷：保定市正大印刷有限公司
幅面尺寸：140 mm × 208 mm
印　　张：4.5
字　　数：98 千字
版　　次：2020 年 4 月第 1 版
印　　次：2020 年 4 月第 1 次印刷
书　　号：ISBN 978-7-5666-1608-1
定　　价：36.50 元

大众健康管理科普丛书
河北大学附属医院编写委员会

主任委员　张海松

委　　员　（以姓氏笔画排序）

马幼菊　马海霞　支　亚　王仁杰

王洪明　王　蒙　王国英　孙　宁

刘福林　刘智勤　李　中　李　鹏

李　健　朱春岭　陈鹊汀　吴　超

邵巧云　赵　禹　胡文华　高莉梅

董　斌　翟晓敏　魏　巍

前　言

经过半年的精心策划和筹备，《大众健康管理科普丛书》正式与您见面了。因为没有先例可以借鉴，所以我们将出版这套丛书的初衷定位为两个字——有用。

预防重于治疗，观念促进行动。从 2014 年 11 月 20 日开始，保定市总工会、新华网河北频道、河北大学附属医院联合发起推出了“保定责任”公益文化健康服务活动。截至 2019 年 4 月底，“保定责任”已进行公益讲座、义诊 240 场，116 家机构参与，80 余万人次直接受益。作为三甲医院，河大附院举全院之力，用坚持不懈的实践探索疾病预防的正确路径，在“坚持公益性，为民看好病”的同时，健康专家走出医院，走进工厂、社区、农村、学校、机关、部队，教给民众不得病、少得病的有效方法。这套丛书正是健康专家多年来走基层的总结与归纳，目的是让民众因“有用”而“变好”，持续拥有健康、远离疾病。

《大众健康管理科普丛书》凝聚着河大附院健康专家和“保定责任”执行团队的心血、智慧与担当。未来，我们将一如既往，以民众需求为导向，携手更多的机构和力量，共建共享大健康生态圈，为健康保定、健康雄安、健康中国建设尽力、尽职、尽责。

张海松

2019 年 5 月 1 日

序

欣闻《大众健康管理科普丛书》即将与读者见面，这是以需求为主导，体贴民众、关爱健康、履行责任、一看通晓的科普丛书。它不仅能受到医疗同行们的高度赞扬，也会受到普通读者的热情追捧。

我受丛书编委会之邀，为丛书写序，心情格外高兴。丛书作者均为河北大学附属医院临床一线专家，他们从事临床、教学工作多年，对各专业学科疾病的诊治、预防积累了丰富的理论与实践经验，并一次又一次坚持走基层做宣教、做义诊。我被这样一群来自临床一线、勇于探索、敢于实践的健康专家的科技创新精神和“服务人民、奉献祖国”的大医精诚精神深深打动。

《大众健康管理科普丛书》编写思路清晰，借鉴了科普读物的编写方法，给人耳目一新、清风扑面的感觉。内容新颖、简明、实用，理论联系实际，通俗易懂。希望《大众健康管理科普丛书》成为新时代中国广大人民群众自我保健的优秀读物。

黄正明

2019 年 2 月 3 日

自　序

这是一本与众不同的小书，把我们带入一个与以往不同的、朴实且真实的医学世界。她不同于晦涩难懂的医学专著，也不同于“必须吃与不能吃”的养生秘笈，还不同于广告满天飞的商业营销手册。她像您的医生朋友和您在茶几旁聊天，她像您的秘书在您身旁轻声提醒，她的声音是那么柔和，她的话语是那么亲切。

这本小书的落笔属于“无心插柳柳成荫”。自 2014 年起，一群“有责任”的保定人，为了一个“医学常识下基层，教给民众不得病”的唯美理想，走到了一起。他们是：医学博导张海松，医院教育者李鹏，具有军营女战士、电视台女主播经历的魏巍，资深媒体人王洪明以及数十位临床一线专家等。这些志同道合的人士组成了一支公益健康服务团队，做起了定名为“保定责任”的公益健康服务。河北大学附属医院内分泌专家侯明辉作为首位讲者，开启了漫长的“医学健康常识公益巡讲”。随后不断有诸如妇科专家马幼菊等新的学者加入，有保定市总工会女职工委员会主任支亚、女职工健康项目主管朱春岭等公益爱心人士也参与其中，将“知科学、懂生活、正直正义的健康价值观，通俗易懂、便捷有效的健康生活方法”频频送入工厂、机关、校园、社区、乡村、军营。除健康宣教（义诊）外，“保定责任”还有健康环境创建——“关爱颈椎健康，不做手机低头族”城市公交车箱内公益健康语音提示，“预防高血压，一定少吃盐”乡村公益健康大喇叭广播，“下课了，请同学们走出教室，眺望远方，缓解视疲劳，保护眼健康”校园内公益下课铃反反复复提示。“保定责任”还有自主健康管理——健康专家入驻“爱心妈妈小屋”，校园学生健康委员。“保定责任”还有健康数据追踪、乡村文化墙……

一次又一次站在健康讲台，一次又一次答疑解惑，一次又一次查阅国内外文献，一次又一次梳理数据、撰写报告，一次又一次迎上渴求交流的眼神，一次又一次感悟医、教、研、防中的现实与理想的差距，洞触我产生了出一本书的心思。

这本小书虽然由我来执笔，但是真正的作者是作品背后的一群无名英雄。她（他）们是我的患友，无私地提供了就医经历中疾病的痛苦、治疗的煎熬、病愈后的欢欣；他们是我的科室同仁、我的老师、我的团队、我身边所有对生命报以高度热切关怀的朋友。她（他）或者参与了诊疗经验的分享，或者帮助我规划、修正书中文字，或者帮我联络出版等等，她（他）们是幕后真正的作者。

读书就像谈恋爱一样，需要您亲自去体会、品尝，翻开这部作品，希望我们成为亲密的朋友！

陈鹊汀

2019 年 7 月 20 日

目　录

第一章　乳腺专科门诊趣事

第一节　“一阳指”显神威

“一阳指”与医学的关联历史久远，在我记忆中是初中时看的金庸名著《射雕英雄传》中的故事：一灯大师为了给黄蓉治疗前胸的掌伤，采用当时最为先进的治疗手段“一阳指”，消肿祛瘀，治好了本已性命垂危的黄蓉。后来多部武侠作品中都有“一阳指”的描述，公认为是云南大理段氏的独门家传武功，既可御敌，亦可医治救人，非嫡系不传。

我的乳腺科专家门诊病号不少，羞涩矜持的女士很多，往往看到我是男医生后有一些害羞。因为乳腺疾病的诊断检查第一关就是“胸部检查”，需要女士解开胸衣，医生会观察胸部的皮肤是否正常，是否有“红肿”“橘皮样变”“酒窝征”，需要观察乳腺的外形是否对称，乳腺是否下垂，乳头是否内陷移位。然后医生会用手轻轻触摸乳腺各个部位，还要看看副乳区及腋窝。

常常出现一些趣事，让人无法忘记。

一次，一位女士就诊，她很健谈，谈起她的乳腺不适的状况滔滔不绝。轮到我为她做乳房检查时，她一只手向上码起上衣，露出里面的胸罩，另一只手指向下一压胸罩的上缘，露出了2厘米×2厘米的范围，她说：“陈主任，您给我好好的摸一摸，看看有没有毛病!”我望着这个小小的空隙发愁，手也伸不进去啊！忽然我想到了一灯大师的“一阳指”神功，我立即凝神屏气，将全部精力凝聚在食指上，轻轻而准确地伸进去仔细的触摸。片刻后我认真地对她说：“我保证，您的乳腺上这 2×2 厘米范围内没有毛病，请您放心！”

医学小贴士：

医院就诊时应大大方方的，显露身体时不要害羞，也可提前做好功课，知道大约会有哪些检查。

临床查体是医学检查的重要的步骤，决定着医生下一步的选择，不能随便省略或简化。

外科的检查男医生会多些，但是往往会让家属陪在身边。

第二节　豪放女的故事

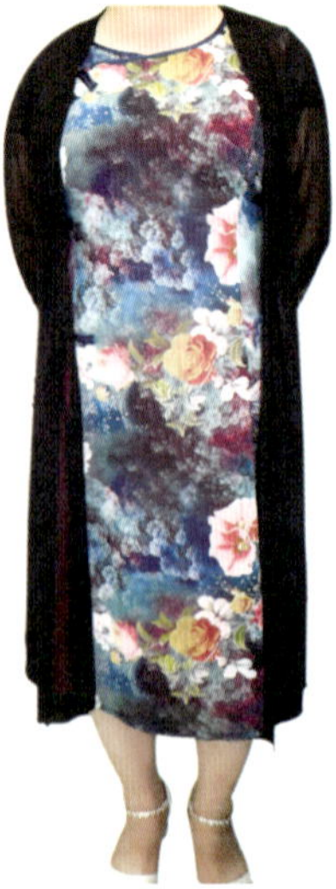

一般来说，女性有很多种类型，其中那种性格豪爽、勇于表现自我的大女人称为“豪放女”。这类女性的特点是：①大胆并且具有特立独行的行事作风。② 对待男女交往事宜来去自如，自己活得滋润自在，很有成就感。③多数具有智慧的头脑和丰富的学识。

我的乳腺专业门诊每周一次，往往都是一些新面孔，因为老患者都建议到病房就诊，这样可以把更多的专家号留给不熟悉、需要帮助的新病号。门诊中任何类型的女士都能碰到，矜持害羞的不少，豪放的女士同样不少，有趣的故事总是印象深刻。

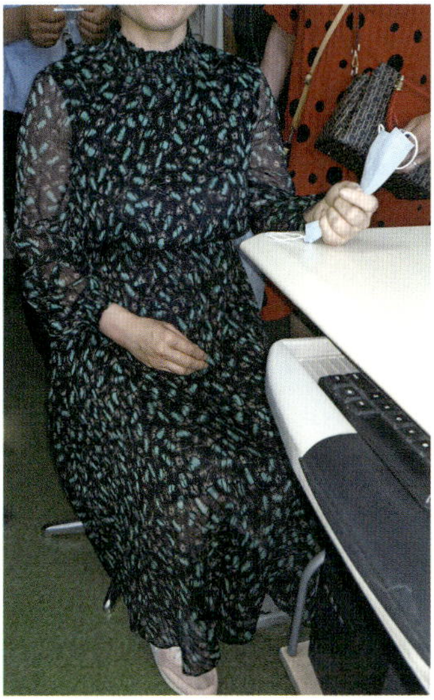

某一天门诊中，一位身材高挑、穿着时尚的中年女士推门而入。按照就医流程，了解了患者的一般症状及生活情况后，需要进行乳腺检查。女士大方地说："陈主任好好给我检查一下！"我的目光在她身上看了看，没动声色。她很聪明，马上认识到了问题所在。她说今天特意穿了一件她最喜欢的长裙（落地至脚面的那种，胸前没有开襟）。我想她一定是对事务很讲究、很认真对待的职业女性，认为来医院看专家门诊是很重要的事，一定要以最好的面貌出现，后来细聊确实如此。我告诉她到医院检查一定要穿合适的衣服，当她发现我无法查体时，她突然站了起来，弯腰抓起裙底，从脚面一下子撩开至颈部，里面仅穿了一条内裤，她大声说："这样行吗？"当时把我吓了一跳，差点从诊室转椅上掉了下去！

医学小贴士：

大家到医院就诊时穿开襟宽松的衣服，上衣与下衣分开，方便检查的需要。

不要穿着不方便的衣服，例如图片中的长袍。该女士需要进行乳腺检查，但是衣服不方便，我就没有为患者进行查体，而是凭经验开了检查单。这种省略有可能引发一系列延误诊断的情况发生。

第三节 乳腺检查与国计民生

随着社会的进步，人类生活进入了快节奏时代。早出晚归、昼夜颠倒、洋快餐盛行、高脂肪高热量饮食、食用油摄入过多、吸烟饮酒、久坐缺乏户外运动、过量使用食品添加剂、职场残酷的竞争、企事业单位考评繁杂等等，这些现状导致了女性朋友的精神压力过大，身心健康受到了不同程度的影响，内分泌紊乱和精神抑郁的患者逐年增多。作为内分泌及情志动荡能够直接影响的器官——乳腺来说，乳腺增生、乳腺癌发病率逐年增高，在一些人口密集的城镇，甚至达到了令女性朋友谈乳腺癌色变的程度。

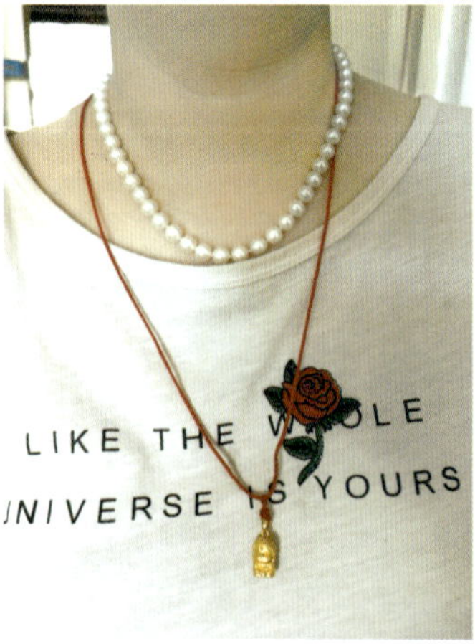

门诊患者越来越多，每年乳腺门诊需要接待来自各地的患者4万余人次。每个患者都要完成程序式的检查，解开上衣检查乳腺。有趣的是，每次每个人检查时，几乎都会佩戴不同的挂坠。从材质上说，有黄金的、白银的、铂金的、和田玉的、翡翠的、金刚菩提子的、星月菩提子的、菩提根的、蜜蜡的、象牙的、珍珠的等等。从类型上看，有佛祖的、瑞兽的、各种花朵造型的。

我记得，25 年前国内经济快速发展的势头刚刚起步，患者们很少有带吊坠的，即便是有，也常常是编制的红绳一类的，基本没有什么像样的坠子。后来随着海洋养殖业的发展，人工养殖珍珠的技术进步，昂贵的珍珠项链逐渐走入千家万户，门诊患者佩戴珍珠项链的开始增多。2000 年以后，黄金项链逐渐增多，但是都是以链子为主，带花型款式的坠子很少。近些年来，国人收入增加明显，农村患者为主的我院门诊尤其明显。门诊上一看都是老乡，但是检查乳腺时，几乎胸前都是挂坠，一般农村患者以黄金吊坠为主，很大，金光闪闪，晃得眼睛发花。尤其是精美的造型，时常吸引我们的注意力。城里女士年轻的带铂金项链较多，中年女士带翡翠和和田玉的较多。

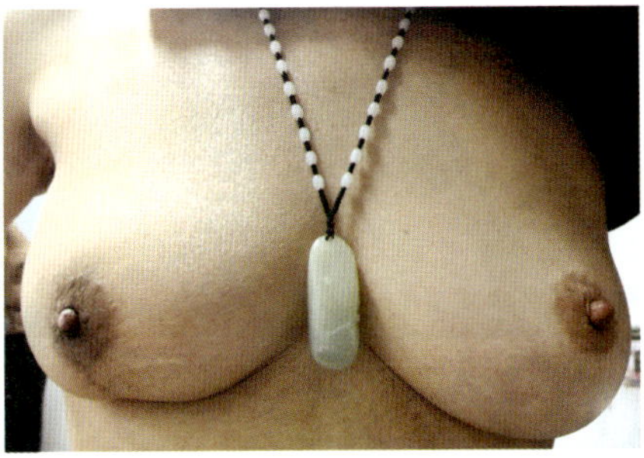

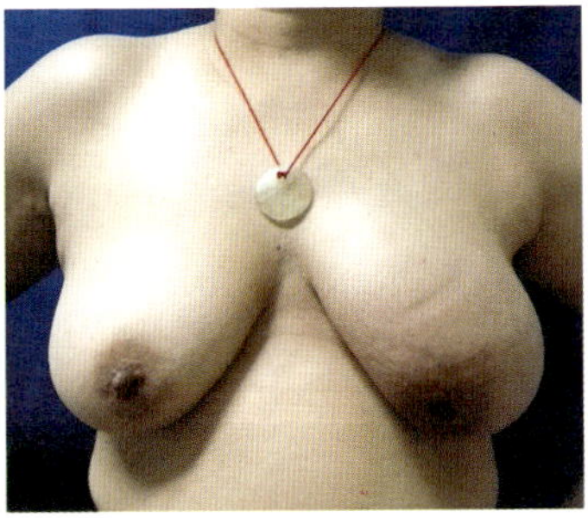

我和年轻医生们聊天时常说，现在国家确实富强了，老百姓生活水平提高了，不要小看农村妇女，个个都是穿金戴银，国家发展的好不好，我们乳腺科大夫最有发言权，一解开衣服就看到了。昂贵的饰品已经走进了寻常百姓家中。

医学小贴士：

患者就医时不要佩戴首饰，以免检查过程中遗失或者分散医生查体注意力，影响检查效果。

第四节　红宝石与蓝宝石

天然的红宝石和蓝宝石都是世间罕见的珍宝，在西方国家往往是王室的传家宝，也是见证婚姻神圣时刻的交换物。红宝石因为其红颜色体现出热烈而张扬的个性，常常被当成是热情和爱情的象征，蓝宝石由于颜色上略显阴郁，则更加沉稳，常常象征着坚贞忠诚和无私的爱。所以红宝石一般都是送给热恋中的爱人，而蓝宝石一般都是送给共度一生的妻子，或者是尊敬的长辈和年长的朋友之类的。

我的乳腺门诊在同一时间段内遇到了两个患者，她们的体征及故事给我留下了深深的印象。

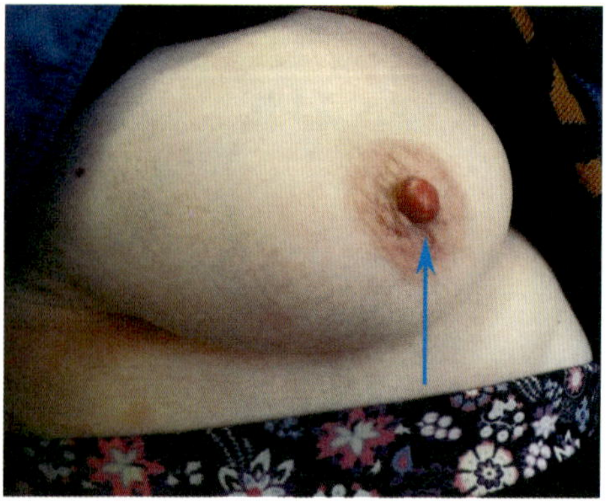

一位是中年女性，乳头瘙痒不适，到医院看过，考虑皮肤病，抹过药物，效果不佳。后来患者自行揉搓乳头，没事就像盘手串一样，最后发展成图中的样子，乳头红红的，光滑剔透，像红宝石一样璀璨。

另外一位大妈 70 余岁，发现乳腺内一枚不痛不痒的肿物，

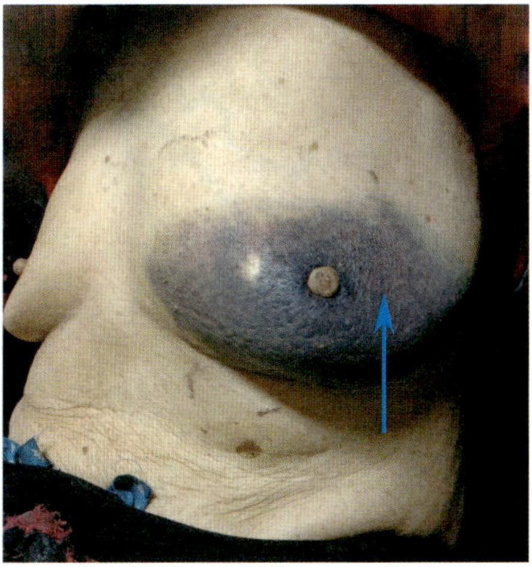

自己到附近的乳房梳理按摩店里就诊，诊断为“乳腺增生”，建议给予“按摩治疗”。经过一段按摩治疗，大妈觉得还不错，继续按摩。一天夜里，大妈感觉乳腺特别胀痛，因为夜深人静，就坚持到了第二天，起床后发现自己的乳房变成了深蓝色，如右图，左侧乳房呈现“宝石蓝”。老人马上告诉了子女，然后赶到了我的乳腺专家门诊。

以上的“红宝石”和“蓝宝石”最后都证实为“乳腺癌”。“红宝石”是一种累及乳头皮肤的乳腺湿疹样癌，容易误诊为皮肤病。“蓝宝石”是乳腺癌肿血运丰富，反复按摩后引发局部出血，血液渗透至皮下，引发颜色变化。

医学小贴士：

乳房发现异常，一定要及时到正规医院就诊，有条件的要到乳腺专科检查。不要盲目进行物理或药物治疗，延误病情。

有些特殊的乳腺癌可以表现为皮肤病的样子，产生误诊。

第二章　婴幼儿期乳腺健康常识

刚出生的宝宝要不要挤乳头

引文

刚出生的宝宝，是否需要挤乳头？

在农村有个非常普遍的育儿传统，小孩儿刚出生的时候，无论男孩儿还是女孩儿，老人都要把婴儿的乳头挤挤。这样做对不对？

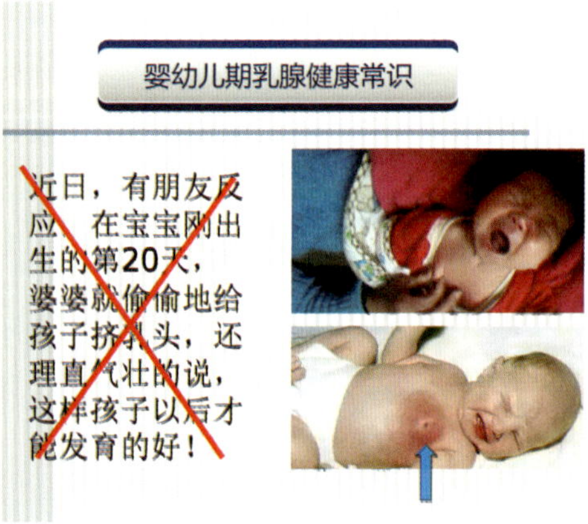

请看上图中的新闻报道：近日有朋友反映，在宝宝刚出生20天左右，婆婆就偷偷给孩子挤乳头。现在的家长养育孩子很

细致，家长发现小孩儿的乳头有淡淡的分泌物，白色的，淡黄色的，所以请教老人。老人按传统观念就说一定要挤一挤，对孩子发育有好处。其实，孩子刚出生皮肤非常娇嫩，很容易引起损伤。大家从上图右下角的图片中可以看到，婴儿左前胸乳头区域的红、肿现象（红色箭头所示）就是急性炎症，是挤压导致的。所以这个做法非常错误。因为孩子出生后，母亲体内的激素还残留在婴儿体内，所以在残留激素作用下，婴儿乳头肿胀或者有一些分泌物是正常现象，千万不能去挤，1—2 周这种现象可以自行消除。这种挤乳头行为，除了会当下引起急性损伤，对将来乳头、乳晕正常发育也可能会有影响。

医学小贴士：

有些新生儿乳房肿大及少量泌乳，其原因是在出生前胎儿通过胎盘得到母体给予的相应激素所造成的，例如：从母体中得到的黄体酮激素，能刺激新生儿乳房增大充盈；泌乳素激素可促进新生儿乳房泌乳。女性怀孕时雌性激素水平升高，胎儿体内雌激素水平也相应升高，孕激素受到抑制；随着脐带的剪断，新生儿从母亲体内获得的雌激素慢慢降低，对新生儿体内的孕激素对抗作用减弱，就会出现儿乳房肿大及泌乳现象。

这些都是暂时的生理现象，家人不必进行任何处理，尤其是千万不要热敷、按摩、挤压，2—3 周后乳房肿大和泌乳的现象就会自然消失，极少数要延续 1 个月以上。

第三章　少年期乳腺健康常识

引文

少年期一般是指孩子从 11—18 岁这一时期，包含大部分所谓的“青春期”。从少年期开始，是孩子身体及个性形成的关键时期，是从儿童期向青年期发展的过渡时期，也是身体及心理的一个重要的转变期。因为孩子这段时期在生理、心理和社会化方面都有巨大的变化，家长、学校都有必要深入了解这一阶段孩子的心理特点和身体发展规律，因势利导地加强管理与教育，为孩子健康发展打好基础。

女生乳房的发育时间一般是 12—15 岁，因为遗传、饮食习惯不同，身体的发育会呈现“人人不同”的特点，例如：乳房发育早、乳房发育迟缓、乳房发育左右不对称等。所以，相对于医生学到的普遍性的知识来说，还应当认识到这种“特异性”或“异质性”，不要看到奇怪的现象就轻易做出“疾病”的诊断。

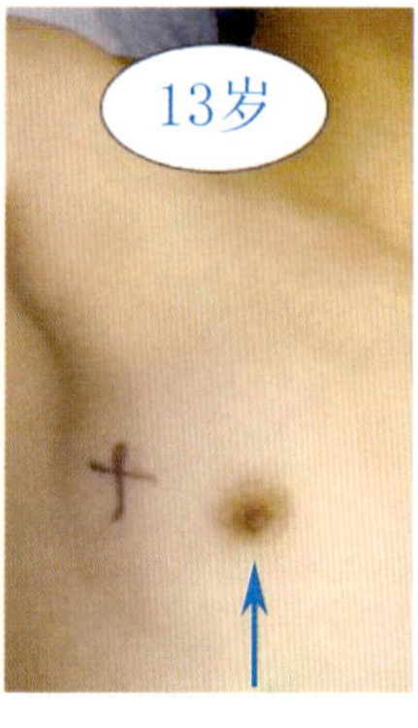

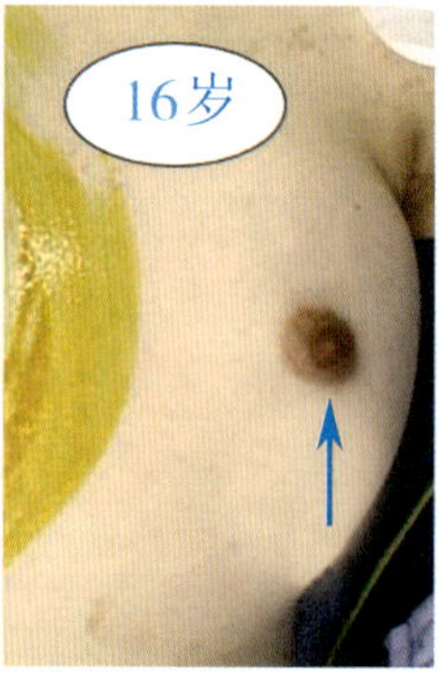

少年期乳房发育表现为：乳房逐渐增大，乳头乳晕发育增大，乳柱形成（见左图不同年龄乳头乳晕形态不同）。

乳头内陷怎么办

进入少年期（青春期），女性在成长发育过程中，乳头、乳晕也在发育，我国女孩乳房发育一般是12—15岁，随着家庭条件的不断提高，肉蛋奶的摄入量与过去大大不同了，学习时间延长，运动时间极少，许多女孩偏胖或者是极瘦（挑食严重的女孩），乳房发育上也呈现出两个极端，要么是乳房体量偏大（大乳房），要么是瘦瘦的，扁平胸。大家来看下面这张图。

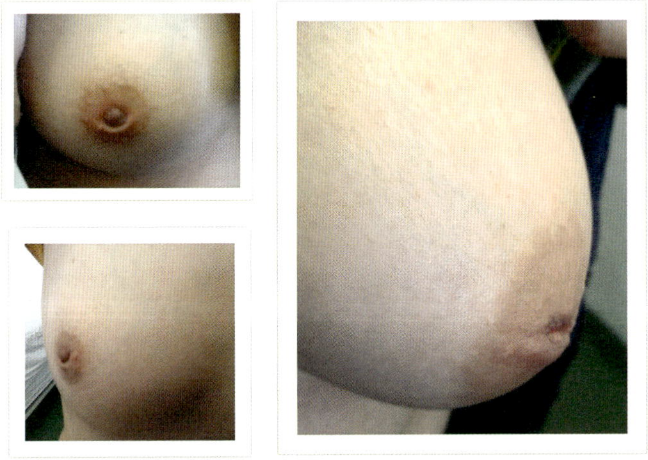

一位11岁和一位16岁的女孩儿，乳房发育存在一定问题（乳头发育异常）。现今的母亲非常关注孩子的身高、牙齿、视力，但很少有人关注家中女孩乳头、乳晕发育是否异常。乳头、乳晕发育异常，会在成年后哺乳期影响正常哺乳，中年时增加发生乳腺炎症的机率。

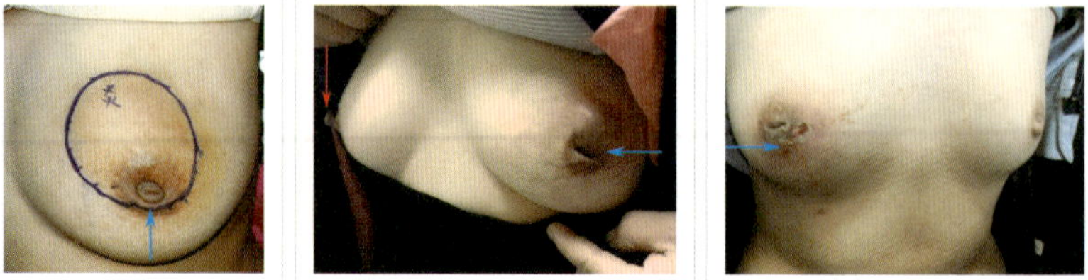

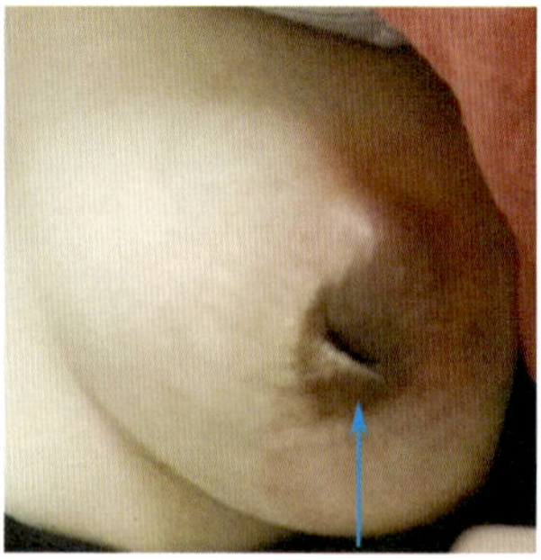

上面三张图片均是乳腺炎（蓝色箭头所示）。乳腺科门诊一年内要接待 4 万人就诊，有相当一部分患者发生图片中这样的乳腺炎。非哺乳期乳房上出现红肿，这种现象怎样来的呢？多数与乳头乳晕发育畸形有关。左图这张图片呈现的是唇状乳头，没有乳柱。

什么是乳柱呢？就是乳头凸起的柱状体，母亲哺乳时，孩子用嘴巴能叼住。唇状乳头婴儿叼不住，大家可以看到上图中红色箭头的乳头发育正常，孩子一定可以正常吮吸，不会产生疾病。哺乳期母亲两侧乳腺都产生乳汁，孩子吃一侧，另一侧不吃，不吃的一侧就会产生乳汁淤积，堵塞乳管，进而大大增加了发生疾病的可能。为了减少中年期乳房疾病的发生，青春期乳腺发育的问题必须得到重视。

乳头内陷怎么办呢？13—16 岁期间乳房进入快速发育期，可以在这期间借助乳头矫正器对乳头进行矫正。乳头矫正器起到牵引作用，随着乳房发育慢慢地帮助乳头儿生长出来。

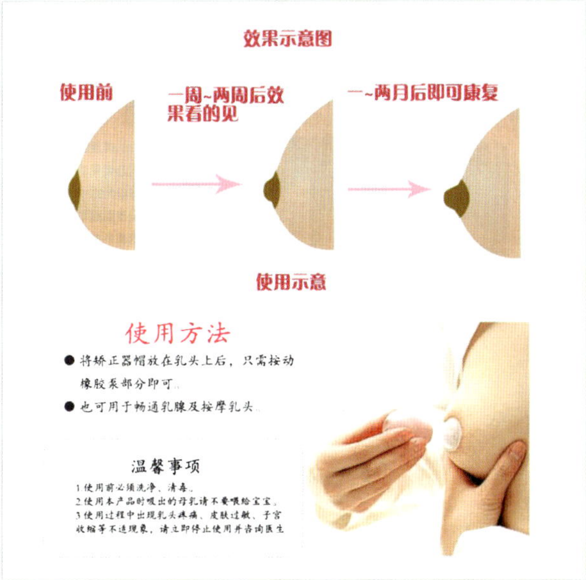

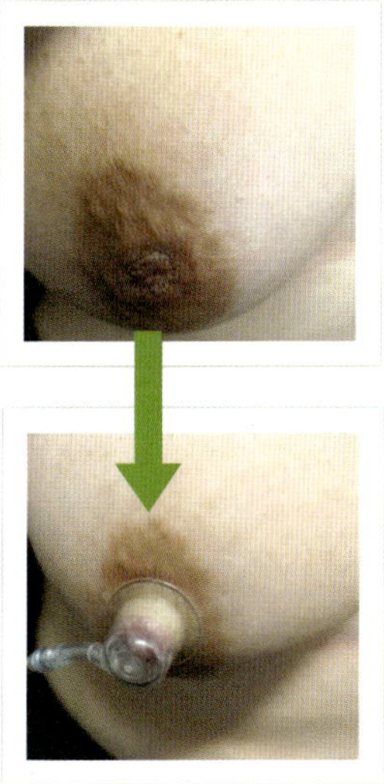

右面这两张图是门诊的一位患者，图中女孩大概 17 岁，孩子的母亲有一定医学知识，她发现了女孩儿乳头内陷问题，到医院专科诊看后，开始使用矫正器。图中可见，使用后很短时间，乳头乳柱被牵引拉直。

由此说明，作为一名家长，要有一定的健康常识，就像买汽车，使用汽车的过程中为什么要定期到 4S 店去保养？人体就是一部机器，也需要定期去保养，比如经常检查视力，定期科学清洗牙齿等等。纠正乳头内陷，预防乳腺炎症。

第四章　青年期乳腺的健康常识

联合国于1985年首次将青年定为15—24岁之间的人，此后青年的年龄限制有所增长，但是，我们认为的青年女性还是15—25岁左右较妥，因为这个时期的乳腺疾病不多，主要集中在“乳腺纤维瘤”这一良性肿瘤身上。

本章将对乳腺纤维瘤这一最常见的乳腺良性肿瘤进行阐述，通过大量而珍贵的图片，还原真实世界的原始面貌，让一些对真相有兴趣的朋友有所收获。

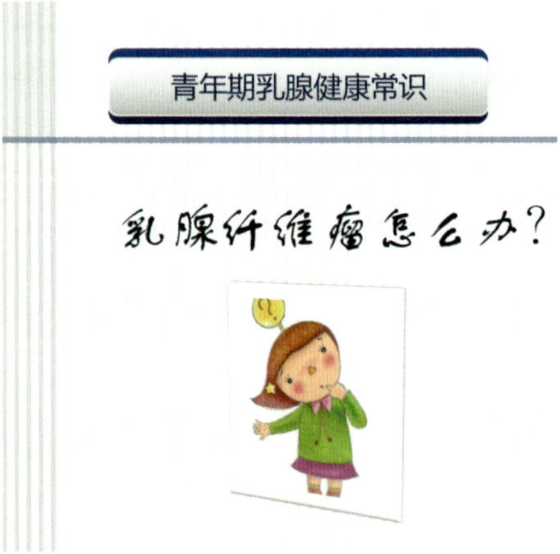

第一节 什么是乳腺纤维瘤

引文

18—25 岁女孩最常见的乳房肿物就是乳腺纤维瘤。

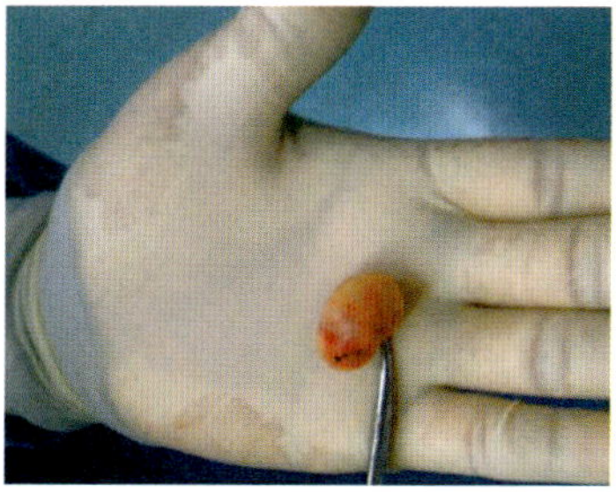

乳腺纤维腺瘤是由腺上皮和纤维组织两种成分混合组成的一种良性肿瘤，多见于青年女性，与女性青春期快速发育，体内性激素水平失衡有关，当然遗传因素也起了很大作用，不是每个人都会患病。

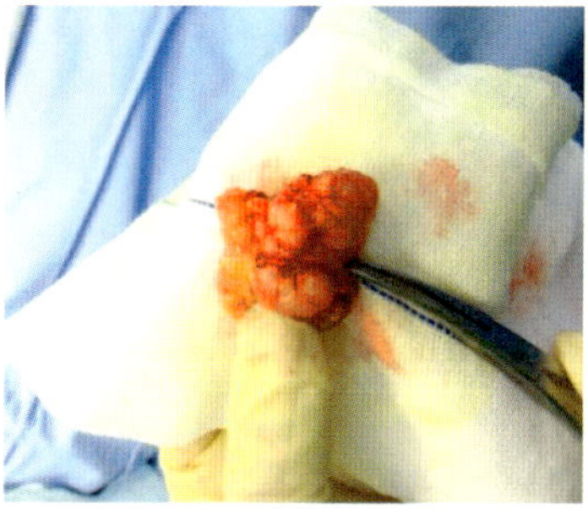

乳腺纤维腺瘤可以发生于乳房任何象限，呈圆形或卵圆形，单发、多发均可，常常和纤维瘤样增生同时存在。

临床多见 1—3 厘米大小，生长缓慢，妊娠或哺乳期时可有所增大。极少数青春期发生的纤维腺瘤可在短时间内迅速增大，直径可达 8—10 厘米，称为巨大纤维腺瘤，仍属良性肿瘤。纤维腺瘤恶变成纤维肉瘤或乳腺癌者极少见，但是生长时间较长的纤维瘤仍有可能

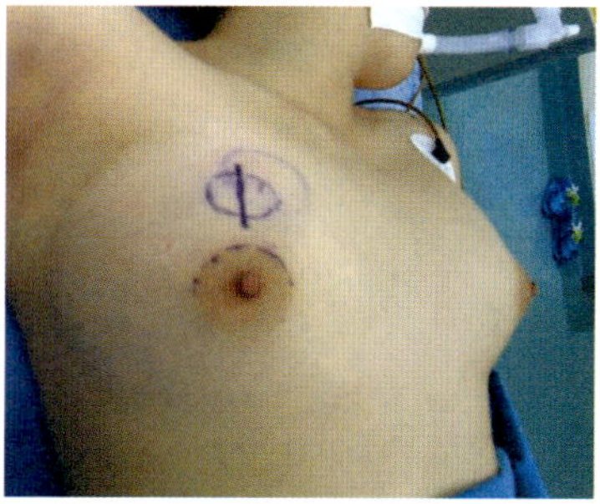

恶变，故需要外科手术切除。

大讲堂

随着生活节奏的加快，青少年学业竞争压力的剧增，我发现门诊就诊的孩子越来越多，初中生、高中生居多，大学生也占一部分。她们往往由同学或母亲陪着来看病。

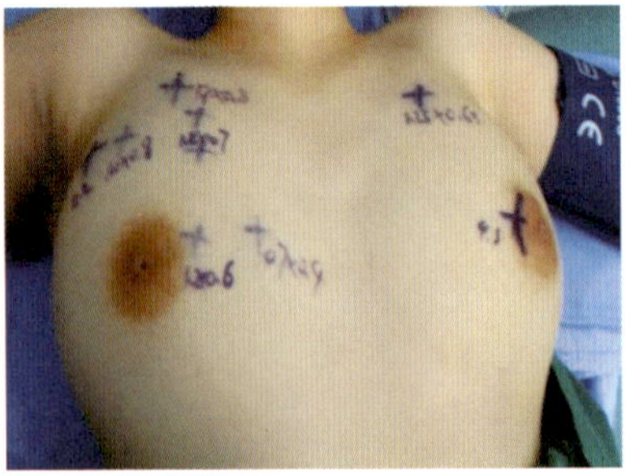

如左图所示：乳腺纤维瘤多发生在 18—25 岁年轻女性，往往多发，可以位于乳房的各个部位，如图中标记处均由彩超定位肿瘤位置。

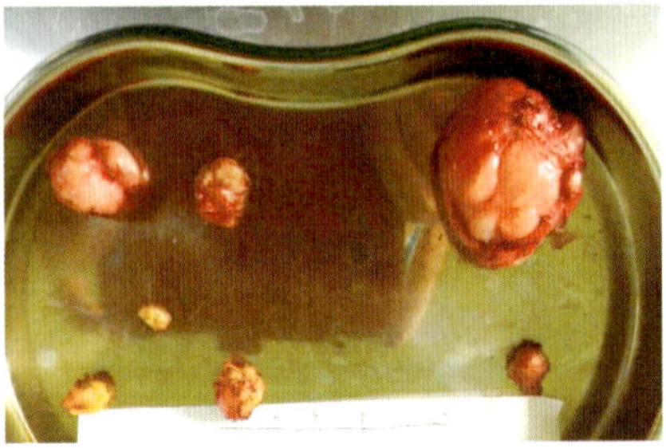

右图为该患者手术切除的多发瘤体。大家可以看出，同一患者，体内纤维瘤随着生长周期不同，瘤体大小、形态均呈现不同。

医学小贴士

乳腺纤维瘤虽然是良性肿瘤，但是随着在体内的时间延长，肿瘤仍然会缓慢增长，在特定条件下，可能会突然增大，甚至发生恶性变。

关于多发纤维瘤的手术问题，并不是要求全部切除，因为有些很小很小的瘤体可能一生也不会威胁到健康，只需要将时间久、体积大、生长加速、形态不好的瘤体及时切除。剩下的只需要定期超声复查即可。

第二节　乳腺纤维瘤能吃药消失吗

大家从真实的图片中可以清楚看到，乳腺纤维瘤质地硬韧，内部大量纤维组织密布，胶原成分多，表面多有厚韧的包膜，缺乏丰富的血液循环，药物很难进入发挥作用。

所以，乳腺纤维瘤只能采取有创的方法进行治疗，完整手术切除、拒绝吃药是正确的选择。

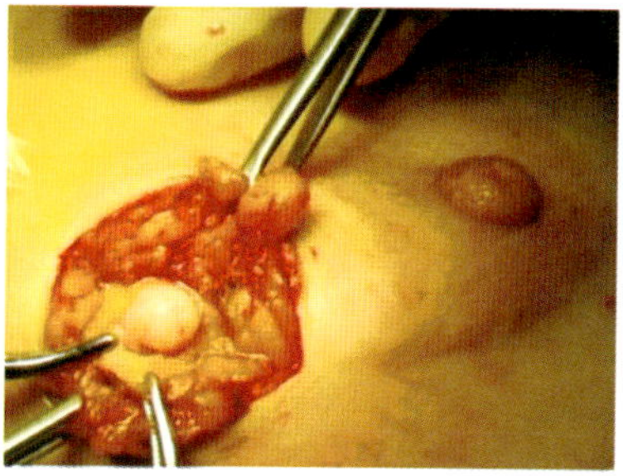

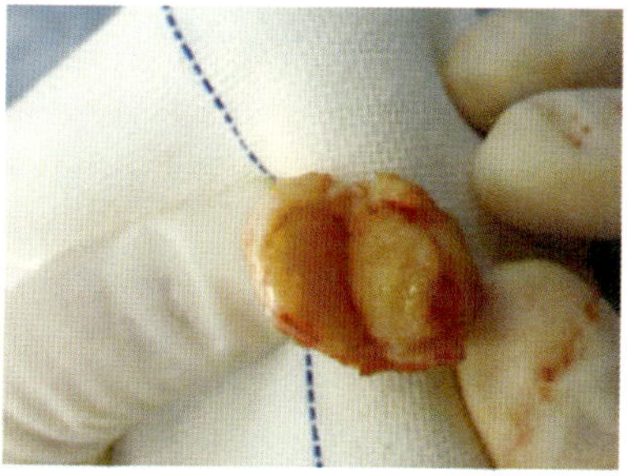

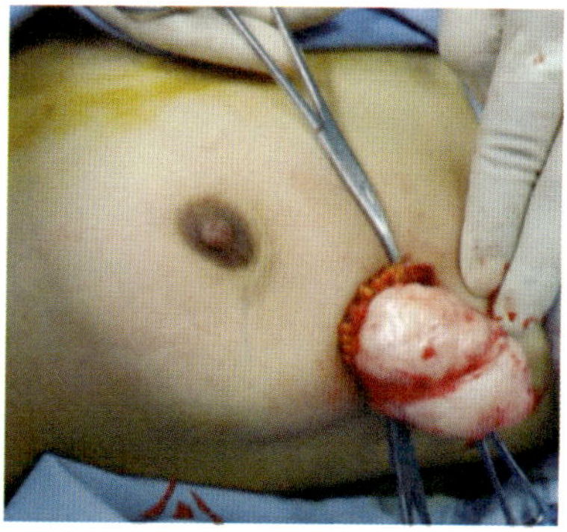

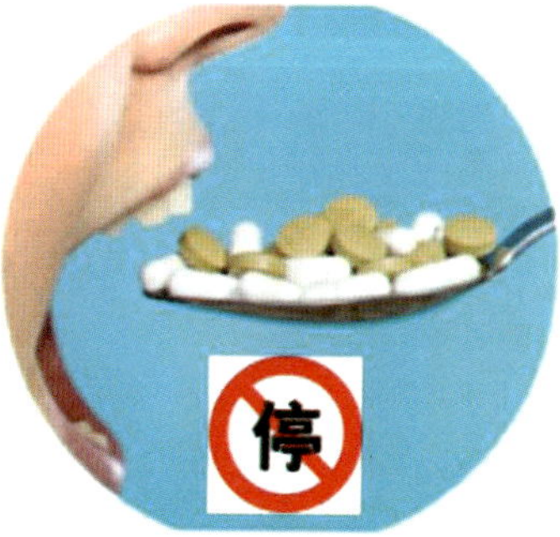

医学小贴士：

①青年女孩的乳腺纤维瘤在激素作用下会不断新发，长大。

②手术切除生长久，形态差，易发生变化的纤维瘤。

③口服药物无法控制纤维瘤的生长。

④梳理按摩乳房不会使纤维瘤消失。

第三节　乳腺纤维瘤最佳的治疗手段是什么

大家都知道，乳腺纤维瘤治疗首选手术完整切除肿瘤，只有完整的切除肿瘤及其包膜，才不会局部复发。

年轻的患有乳腺纤维瘤的女性患者会有疑问：“乳房的手术会留疤么?”因为害怕留疤，所以很多年轻的患者会选择能不做就不做，延误了治疗。

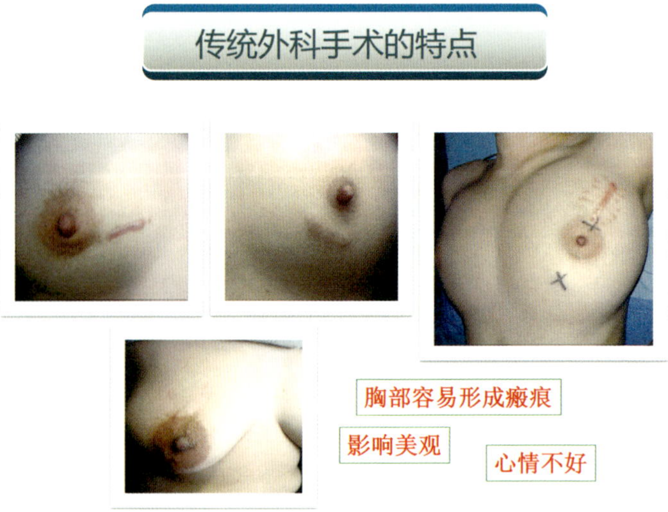

传统的外科手术是在肿瘤位置处，采用“轮辐状或放射状”手术切口，切开乳房表面的皮肤、皮下、腺体表面等层次。当

前，绝大多数医院采用“皮纹方向弧形切口”，配合“皮内缝合”技术，试图达到美容效果。

而这种传统手术能否做到没有瘢痕或者不明显呢？我认为可能性很小，来看看门诊上随诊的真实情况吧。

下图是一些常见的手术治疗后效果图。

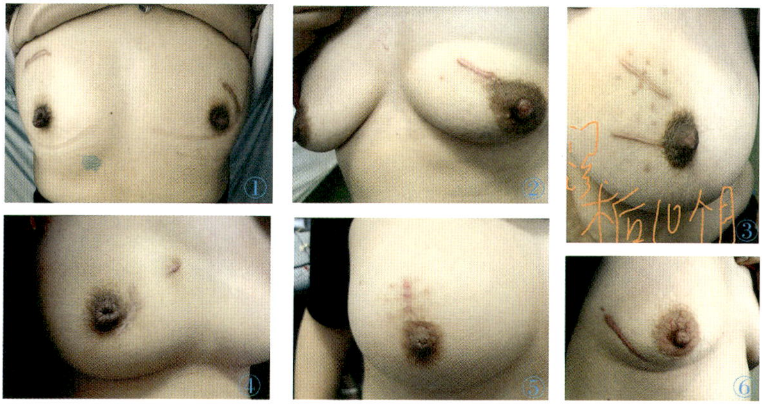

图⑦是 2014 年手术，2018 年复查时的状况。

图⑧是术后 10 年复查的状况，胸前的手术痕迹依然清晰可辨认。

图⑨是术后 15 年复查时的状况，手术痕迹依然可辨认。

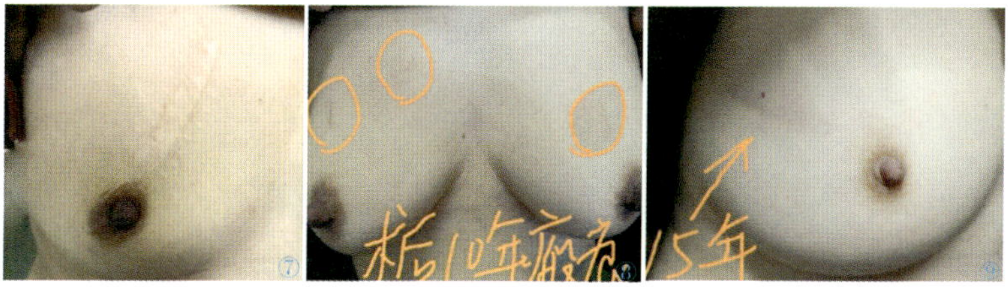

我从医 25 年来一直注意收集整理这些图片，因为篇幅原因，还有很多的图片无法一一展示。

乳腺是人体的美容器官。当今社会，女性的美学越来越受到外科医生的重视，尤其是乳房表面容易形成手术疤痕，这是所有爱美之人不能接受的。

医学小贴士：

我本人对美学一直要求很高，甚至令一些女同事感到不解。我认为乳腺纤维瘤传统手术的方式逐渐会被淘汰，所以我率先提出“美创外科”的理念（见下一节），虽然我所处的医学平台不高，不能发挥引领作用，但是这种新的手术设计技术经过许多患者的实践操作，效果确实很好，受到单位同事广泛好评。下图是我收藏展示的部分不同时间、不同医院手术瘢痕的状况，作为乳腺专科医生参考使用。

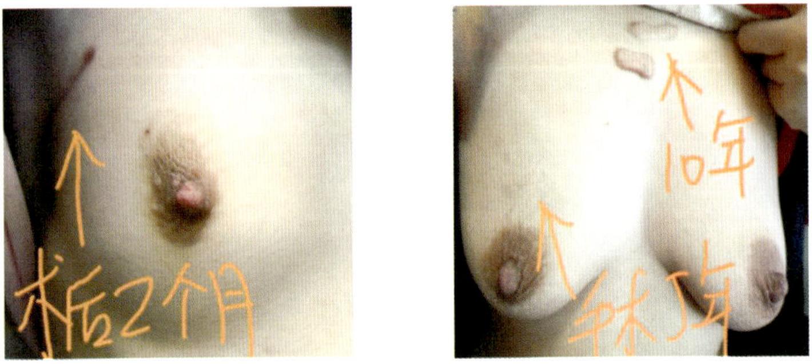

只有对这些部位手术后瘢痕的研究，才能清楚地认识到，女性乳房皮肤是非常容易形成瘢痕的，一个简单的乳腺结节外科手术如果考虑到瘢痕和美容方面，简单的手术就变成了复杂的手术了。

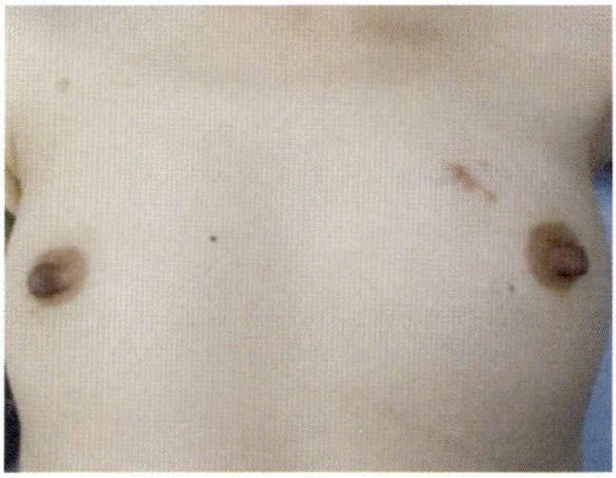

我建议，手术前一定要精心设计，要把美容整形的理念融合到外科手术理念中。

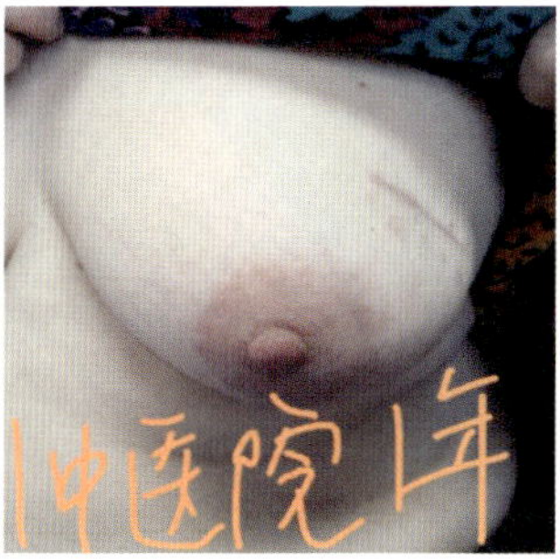

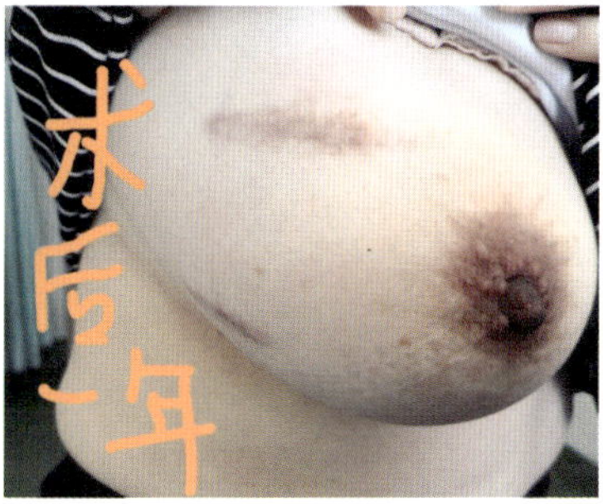

第四节　什么是“美创手术”

引文

当今时代，医疗技术进入了快速发展的时期，许多传统的手术技术迅速被新颖的技术取代，例如，如果现在患者因普通胆囊结石需要住院手术治疗，没有一个大夫会建议剖腹切除胆囊，而是会推荐“腹腔镜胆囊切除术”，因为创伤小，恢复快，不会在肚子上留下一个大大的手术瘢痕。

但是，在乳腺外科的领域中，传统手术还是占有很大比例。许多医生还没有真正认识到乳房是一个“美学器官”，它的美丽、完整对一位女士来说是多么的重要。

目前乳房整形技术广泛开展，但是仅限于乳腺癌手术领域、隆胸领域，针对青年女士多见的乳腺纤维瘤，目前除了“真空辅助旋切技术”之外，没有人去深入研究。

我自 2015 年以来，一直致力于如何将美容整形设计理念应用到乳房良性肿瘤或结节的手术上，经过多年摸索，创新出一套“隐藏式手术路径切除良性乳腺肿瘤”的外科技法，经过大宗病例使用，获得了很好的疗效，但是麾下医生们工作很忙，年轻医生不愿意写文章，只愿意做手术养家糊口，加之新技术需要长期验证，故半成品的论文一直不能整理齐备达到发表水平，但是这项技术在这本科普类型的书中，我认为有必要和广大读者初次介绍一下。

大讲堂

什么是“美容微创手术”?

我的“美容微创外科”采用美容整形技术的理念，尽量不在乳房表面的皮肤上设计手术切口，而是利用乳晕、腋下位置隐蔽，术后刀口不明显的特点，采用“皮下脂肪—腺体”平面作为手术通道，完整切除肿瘤，而不是像“真空辅助旋切系统”是采用反复穿刺、切碎、吸出的方法。“美创外科”的完整切除更加符合肿瘤学“无瘤术”原则，同时兼顾美容无瘢痕特点，直视下止血彻底，不会形成血肿，也避免了“真空辅助旋切系统”反复通过乳腺组织而引发的乳管损伤。

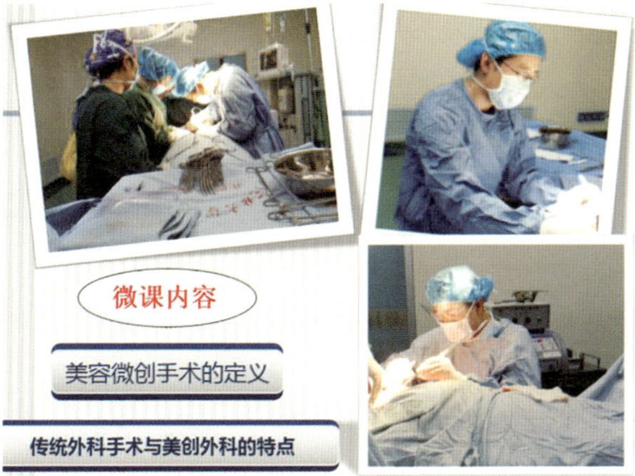

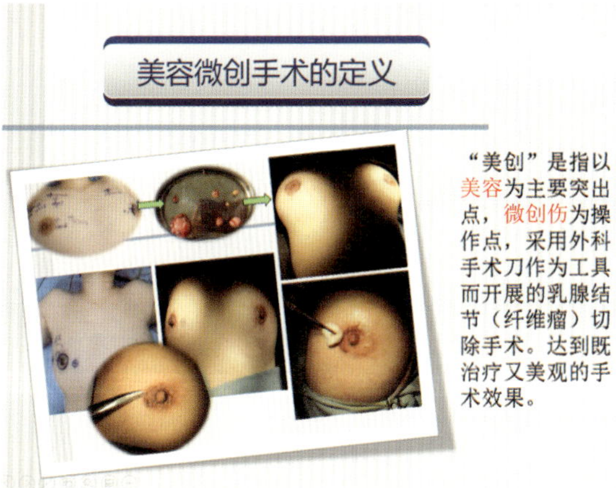

下图是一位 23 岁女性朋友，双侧乳房多发肿物，如果采用传统外科手术方式，后果大家可以预料到。我采用“美创外科”技法，成功切除 8 枚肿物，术后 3 个月复查，乳房依然美丽动人。

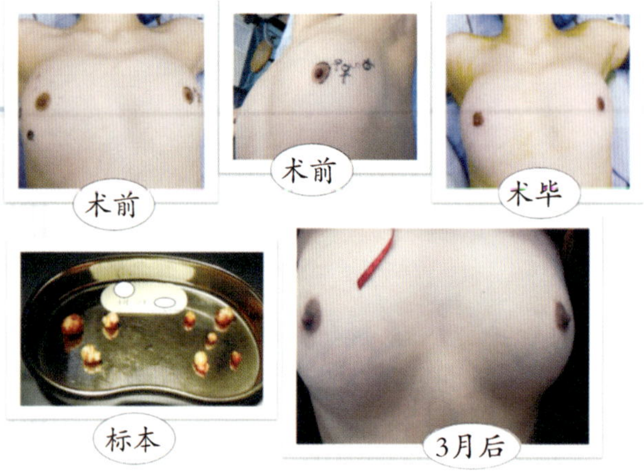

2017 年 12 月，一位 12 岁女孩在家长的带领下找我看病，当时乳房表面高高的鼓起来（见下图①），考虑巨大肿瘤，因为孩子很小，家长要求很高，手术要求安全，完整切除肿瘤不复发，同时对美容学也提出了很高的要求。

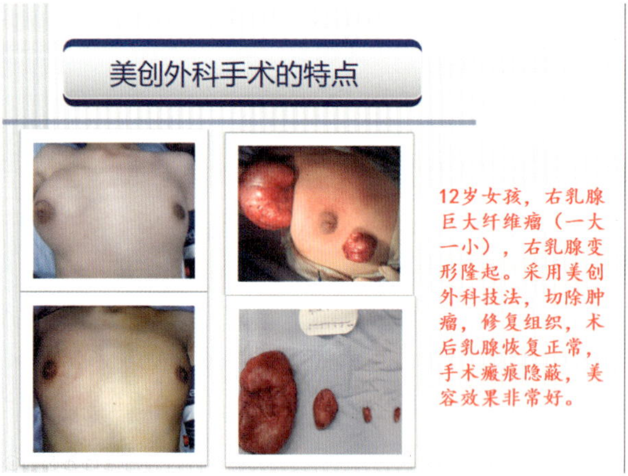

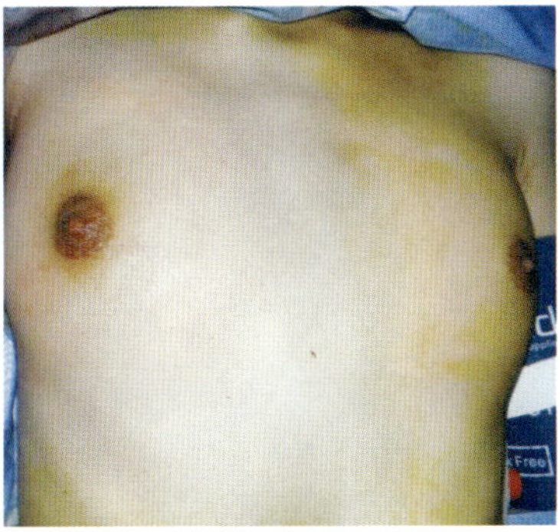

手术采用“腋窝入路”，成功切除 4 枚肿瘤，最大者十余厘米，术后乳房恢复正常形态，从右图中可以看到，正面看右侧乳房没有任何手术痕迹。

无论是“乳晕隐藏式切口”，还是“腋窝入路”手术切口，都是根据患者的具体状况，精心设计，不但要完整切除肿瘤防止复发，还要无时无刻把术后乳房的美容效果放在心头。

下图所示，右侧乳腺纤维瘤，4 厘米大小，行美创外科完整切除，乳晕用可吸收蛋白线精修。众所周知，女性胸前越靠近正中，越容易形成瘢痕，故手术设计采用“乳晕隐藏式切口”。

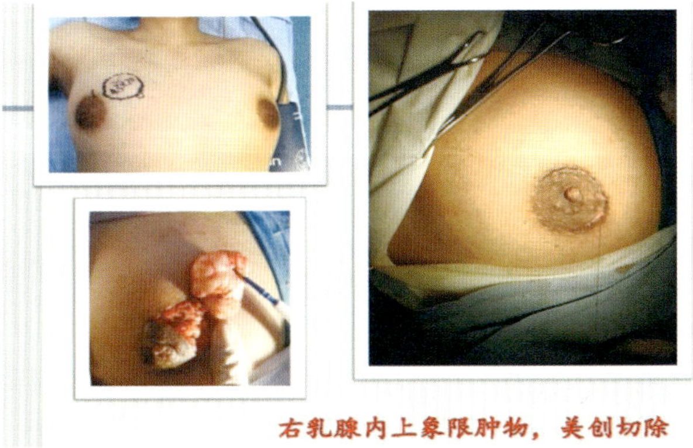

右乳腺内上象限肿物，美创切除

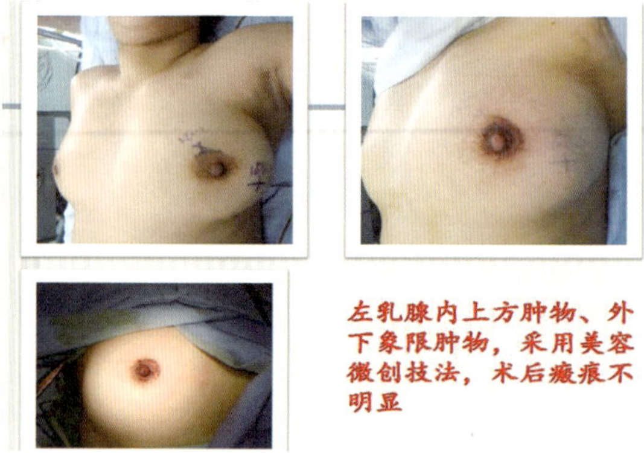

左乳腺内上方肿物、外下象限肿物，采用美容微创技法，术后瘢痕不明显

下图所示：美创手术与传统门诊手术是有区别的，门诊传统手术方便、当日可以完成，局部麻醉为主，多数由低年资或实习医生完成。美容微创外科对医生水平要求很高，术前精心设计，手术要求在住院全身麻醉下完成，术中涉及器械较多（必要时还涉及光源拉钩、腹腔镜照明系统等等）。费用较高，主要贵在麻醉、手术前检查、手术级别和住院费上。

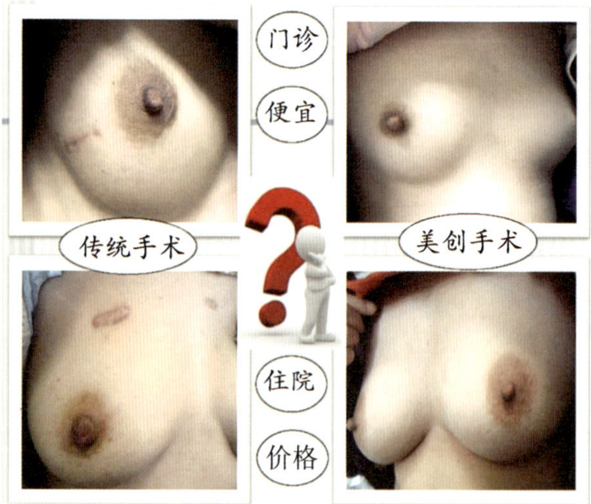

医学小贴士

美容微创手术不同于“麦默通”手术。美容微创手术针对多发肿物，体积较大（麦默通不适合），在直视下完整切除肿物，术中解剖层次清晰科学，术后修复残腔，止血彻底，符合“无瘤术”原则，术后不容易形成瘢痕，因此在多个方面上均有优势。

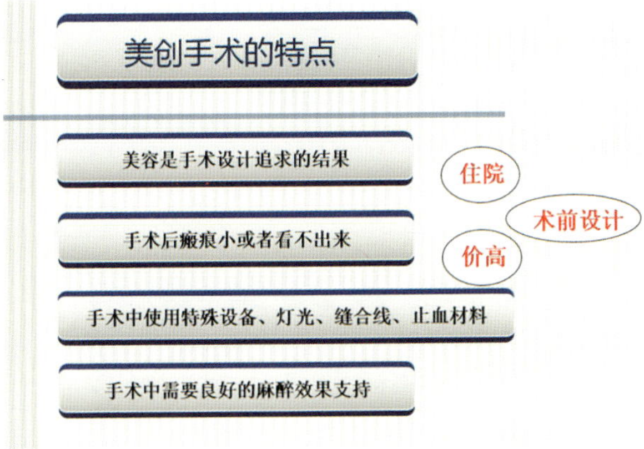

“美容微创”手术技法还可以应用到“男性乳腺发育”的手术治疗中。

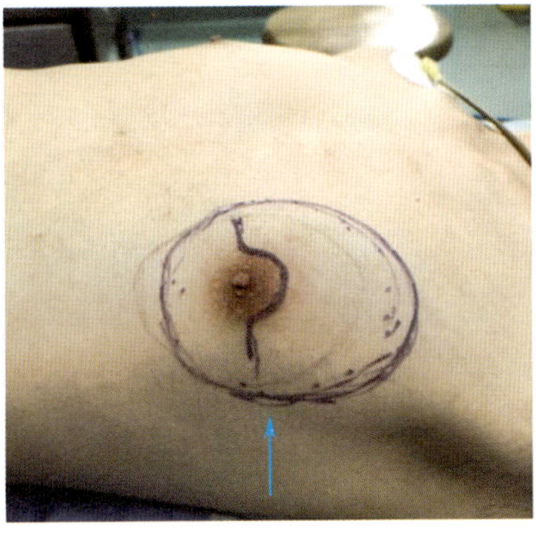

右图是一位留学美国的优秀男生，因为左侧乳房发育导致左右不对称，坚决要求手术治疗。妈妈带着他回国找到了我，要求“美容微创手术”，孩子艺术气息浓厚，对“手术瘢痕”很是

忧虑。

传统手术多采用“放射状”刀口或者“草帽状”切口设计，切除范围如上图蓝色标记的圆形范围。

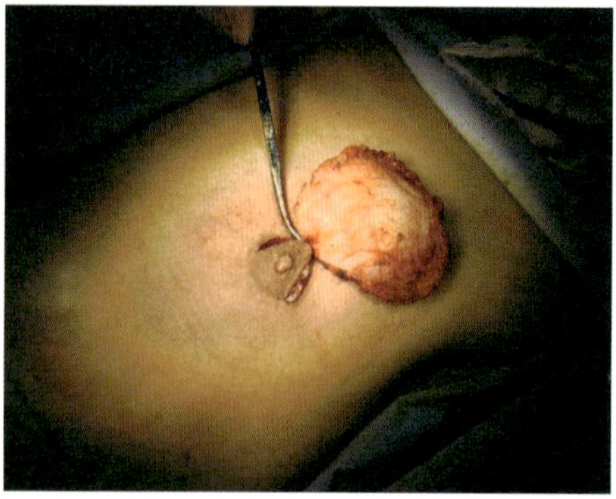

2018年12月21日中午，我采用“美创外科”手术技法，采用环乳晕（半环法）切口设计，成功切除乳腺腺体。见左图所示。

下图是修复后效果，胸部平整，无异常凹陷。

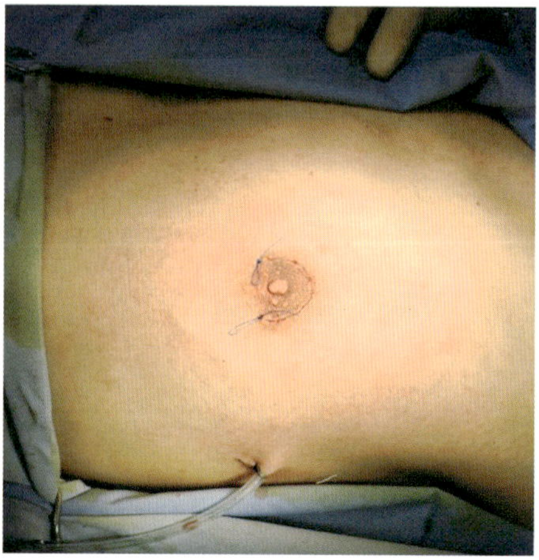

术后一月后复查，患者及家人满意，孩子继续返回美国深造。

第五节　常见问题答疑

1. 请问乳腺纤维瘤应如何治疗？吃药管用么？

笔者答疑：乳腺纤维瘤形成后有一定的恶变的机会，在教科书上多认为乳腺纤维瘤会变成肉瘤，但是在临床上乳腺纤维瘤变成乳腺肉瘤的概率是非常低的。但是它偶尔癌变变为乳腺癌的事件有时候也会看到，我认为主要原因和纤维瘤中腺上皮和纤维细胞分化方向不同有关。所以说，我们主张的是：如果发现乳腺纤维瘤应该及时地进行外科手术治疗。

药物治疗是无效的，只有手术治疗这唯一的方法。当然，目前还有麦默通真空辅助乳腺微创旋切系统，这套设备起源国外，国内一些大型城市已经购买，在B超引导下进行穿刺旋切，把图形的肿瘤切成一条条组织吸出来。这种穿刺切除的优点是穿刺针眼小，美容效果好。缺点在于虽然是在B超引导下，但是依然是盲穿，容易遗漏肿瘤组织，同时因为年轻患者腺体血循环丰富，穿刺设备本身无止血功能，术后局部容易形成血肿。再有穿刺针道也会对乳腺导管形成损伤，适合体积较小的乳腺纤维瘤。较大的还是推荐美容微创手术治疗。

2. 发现乳腺纤维瘤必须马上手术吗？

笔者答疑：乳腺纤维瘤是常见的良性肿瘤，生长缓慢，恶变率不高，需要择期手术即可。关键是手术前要认真检查定位，防止漏切小的病灶。美容设计也很重要，我推荐“美创手术”。

3. 乳腺纤维瘤手术后还长吗？

笔者答疑：乳腺纤维瘤与乳腺增生关系密切，与机体的遗传背景和内分泌激素紊乱相关。我发现，患者就诊时往往除了大个的纤维瘤之外，还存在小的纤维性增生结节，可能有些就是纤维瘤样增生。手术后如果患者乳腺增生依然进展，复查时可能还会发现新的结节，这些结节多数不是真正意义上的纤维瘤，但是对于患者而言，结节确实又长多了。

部分年轻患者，术后几年，还会出现新的纤维瘤，只需要再次手术即可。

个别患者因为乳腺纤维瘤手术后可能还会发生，就拒绝手术，这样做是不对的。

4. 乳腺纤维瘤手术门诊做好还是住院做好？

笔者答疑：传统的乳腺纤维瘤属于外科门诊手术。我记得多年前，当时不做术前检查直接开刀，每天下午预约几个患者轮流做手术。手术过程是局麻清醒下完成的，做完后患者捂着刀口回家调养。

目前我推荐住院手术。住院手术患者可以享受医保，可以享受良好的手术条件及无痛麻醉。术前检查齐备，心脏、血液、传染病项目都要合格才能手术，手术后有监护，静养几天，不必回家颠簸，减少术后出血的概率，增加了安全性。

美容微创设计是住院手术的优势，多发纤维瘤的美容手术也是住院手术的优势，门诊局麻下是不能完成的。手术结束后在监护室观察 1—2 天，不用捂着刀口颠簸回家，故安全可靠。

有些纤维瘤位置深，个头小，局麻后组织水肿，手术切开后很难找到，建议住院全麻手术。

5. 做乳腺手术全麻很危险，局麻才安全？全麻后人会变傻？

笔者答疑：不是这样理解的。

其实当前全身麻醉技术进展很快，麻醉过程非常安全、平稳，不会使人变傻（坊间传闻，没有科学依据）。外科医生可以专心的手术，手术效果优于局部麻醉。

乳腺手术局部麻醉首先引起手术局部组织肿胀，解剖层次消失不易辨认，增加了手术本身的难度。肿物较深时，由于麻醉不充分，患者会感觉到疼痛、紧张，血压会增高，增加了手术风险。

局部麻醉多适用于单个肿物，位置较浅的。多发肿物手术不适合局部麻醉。

6. 做乳腺纤维瘤手术会留疤吗?

笔者答疑：多数手术是会留疤的。女性乳房皮肤非常容易形成瘢痕，越靠近身体中线位置瘢痕越明显。

乳晕区不容易形成瘢痕，所以我研究的“经乳晕入路乳腺结节美容微创手术”技法颇受欢迎，自 2014 年积极开展以来，肿瘤切除完整，术后美容效果佳，尤其适用于单口多发肿瘤切除，瘢痕不明显，受到广大患者及同行好评。

第五章　哺乳期乳腺的健康常识

引文

女性 23 岁以后，结婚生子，很快进入了哺乳期，哺乳期是乳房功能变化的重要时期，也是乳房功能的最大体现期。

根据我的门诊统计，哺乳期涉及最多的两个问题是：第一，在哺乳期怎样不得乳腺炎。因为喂奶的时候得乳腺炎是最痛苦的事。当给小宝宝哺乳时，乳房红肿又发高烧，想喂，又不敢喂，很纠结。第二，哺乳期后，孩子喂养大了，但自己的乳房下垂走形了，非常不好看。这些应该如何预防呢？

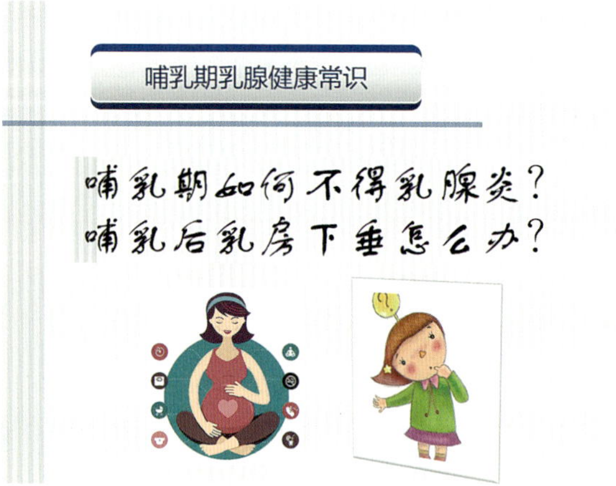
哺乳期乳腺健康常识
哺乳期如何不得乳腺炎？
哺乳后乳房下垂怎么办？

第一节　什么是哺乳期乳腺炎

哺乳期间，女性朋友突然出现一侧乳房疼痛、局部红肿不敢触摸，甚至发热，体温升高，数天后乳房皮肤破溃流脓，这些症候群归纳为：哺乳期乳腺炎。见下图：

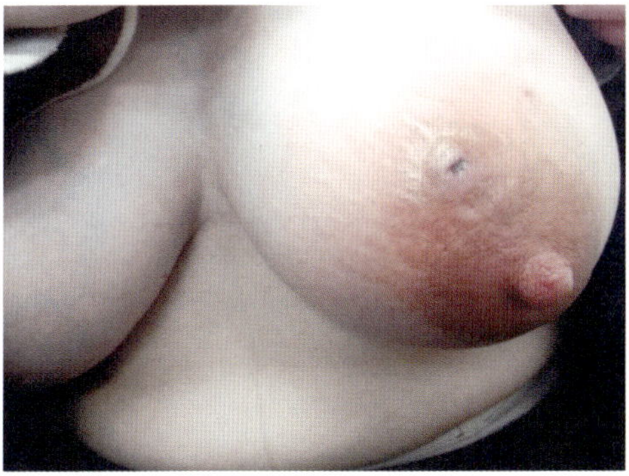

第二节　越干净越容易得乳腺炎

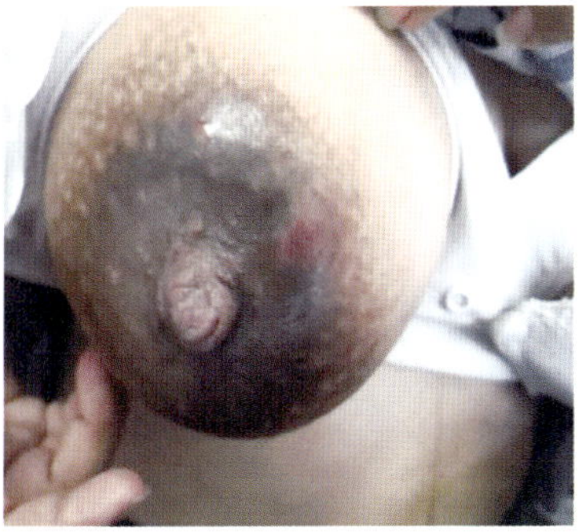

哺乳期为什么会引起炎症。

第一，在哺乳的过程中，大家都要保持乳房的清洁。但一说到清洁，大家有一个误区，有人为了干净，习惯反复用香皂、沐浴液清洗。过度清洗容易患病。因为这些含有去脂成分的沐浴液把皮肤脂性环境都去掉了。人体的乳头乳晕，有一种天然脂性的保护层（见下图蓝色箭头），如果用去脂沐浴液洗掉后，细菌更容易进入。应该用清水适度清洗就好。

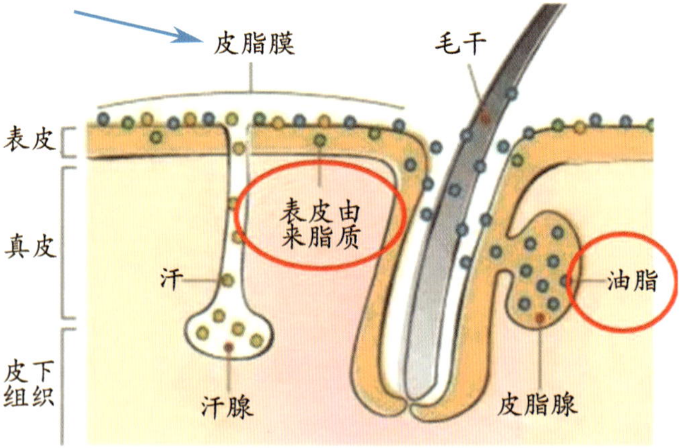

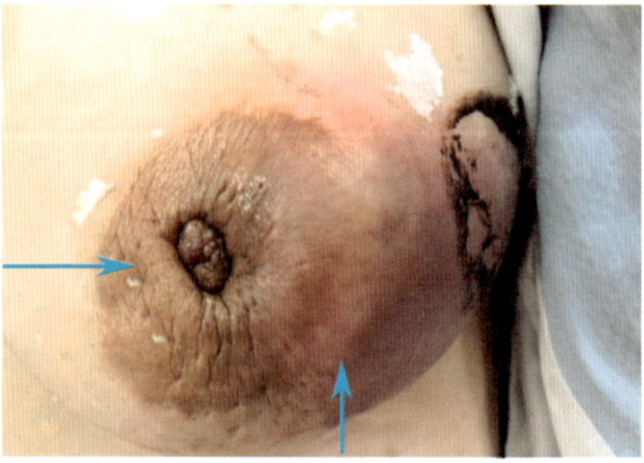

第二，乳头发育不良。乳头、乳管发育不好的乳房容易得各种乳腺炎（见左图），乳头内陷，乳晕旁红肿，有贴膏药的痕迹残留。哺乳过程中，小孩儿吮吸不顺畅，但孩子又很饿，虽然孩子没有牙，但有牙床、硬腭，故孩子急躁了就一边撕一边咬，因为孩子对乳汁吸入不畅不满意，所以经常会听到有的妈妈反映："孩子咬我，咬得可疼了。"这不是孩子的问题，是乳汁不通畅。孩子用牙床、硬腭不断咬，皮肤就会受到损伤，细菌就容易入侵。这是比较常见的原因。

第三，现在的母亲不容易，半年的产假结束后就得上班儿，一边哺乳一边上班。上班以后，有的母亲中午不能回家，不能哺乳，这样乳汁在乳房内积存，积存着乳汁的乳房压力升高，加上外部因素，容易引发乳腺炎。

第三节　如何预防哺乳期乳腺炎

根据上面的几条常见原因，我们制定出预防乳腺炎的几条措施。

1. 少年期注意乳房的发育状况，尤其纠正“乳头内陷”。

2. 哺乳期注意乳房卫生，清水冲洗，避免过度使用碱性去脂产品。

3. 按时哺乳，勤喂，婴儿不吃后使用“吸奶器”排空残奶。

第四节　如何预防乳腺下垂

提及哺乳，还有一些注意事项嘱咐大家。请看右侧这张图，两个乳腺哺乳后不一样，因为左侧的乳头儿没有生长出来，孩子不吃，乳汁就憋回去，孩子只吃右侧可以吮吸的

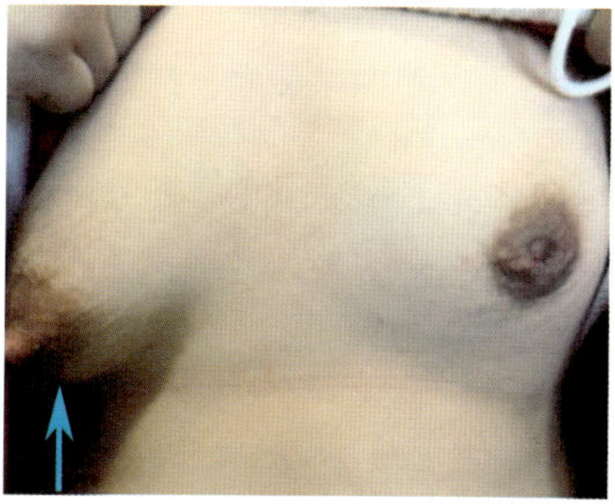

乳房。因为孩子吮吸不均等，一侧乳房（右侧）变大下垂，另一侧乳房（左侧）基本上没有变化，出现不对称。其实根源在于前面讲到的乳头内陷，青少年时期就没有及时发现。对于正常的乳腺，提示大家尽量匀称哺乳。

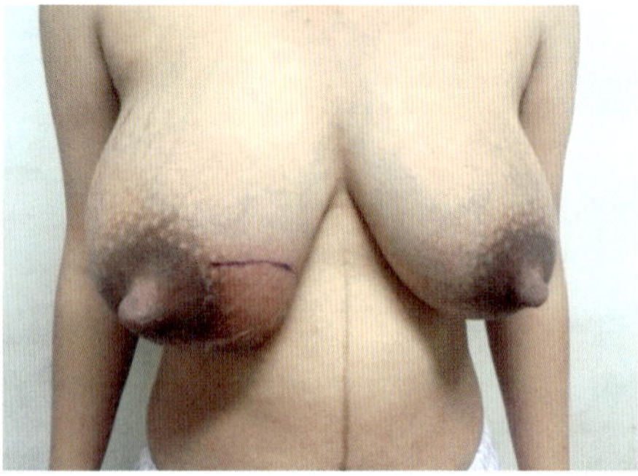

怀孕的时候，要选择支托型胸衣。因为在怀孕的过程中，乳房会越来越大（见左图），乳晕颜色逐渐变深，这是为哺乳做好准备，此时一定要穿着支托型胸衣。左图可见：年轻妈妈刚刚开始哺乳，但是乳房已经开始下垂。

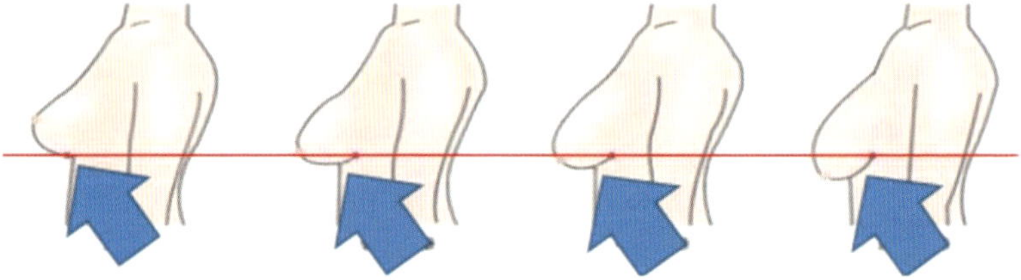

什么叫支托型胸衣？就是胸衣罩杯和底围有很强的支撑力。在怀孕期间要穿上支托型胸衣。在哺乳一年到一年半的时间内，更要穿着这种支托型胸衣，不要让乳房垂下来。在门诊发现，很多怀孕期间的女性，包括哺乳期间的女性喜欢穿宽松又舒服的大袍子，这容易给孕产、哺乳后的乳房美观带来不良影响。胸衣除外要有支撑力，肩带还要足够宽。在哺乳期间，胸衣的肩带一定要宽，只有宽的肩带才会提供更好的支撑力，才不会引起肩颈部的疼痛。很多人结束哺乳期后，总是腰、背、肩、颈痛，实际上与乳房的重力经过胸衣肩带导致颈肩部肌肉劳损有关。

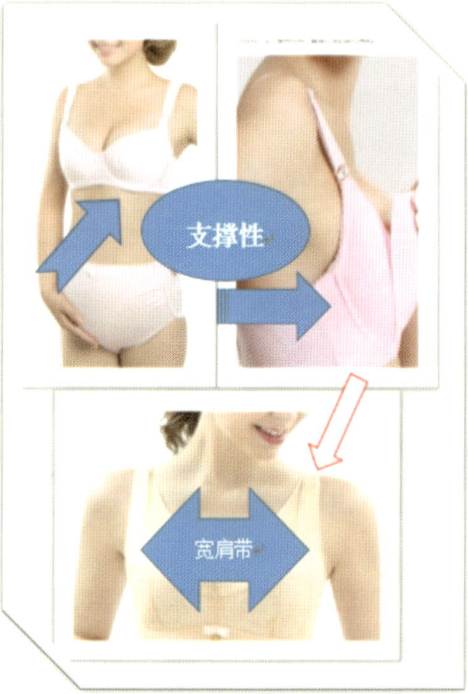

大家看下图，一位是正常生育，乳房保养得当，基本无下垂的女士。旁边的是重度下垂的女士，与孕期哺乳期保养不当有关。

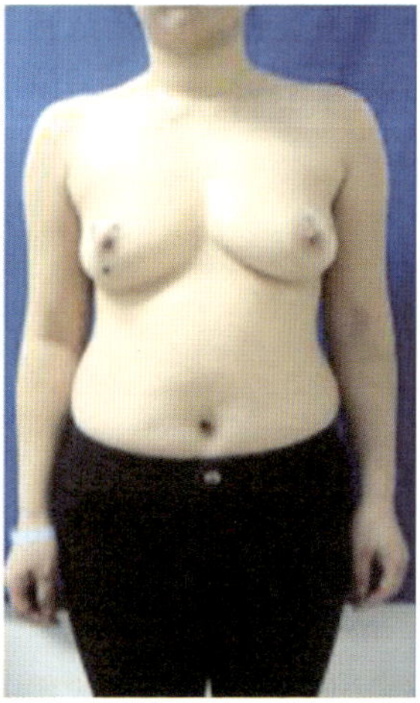
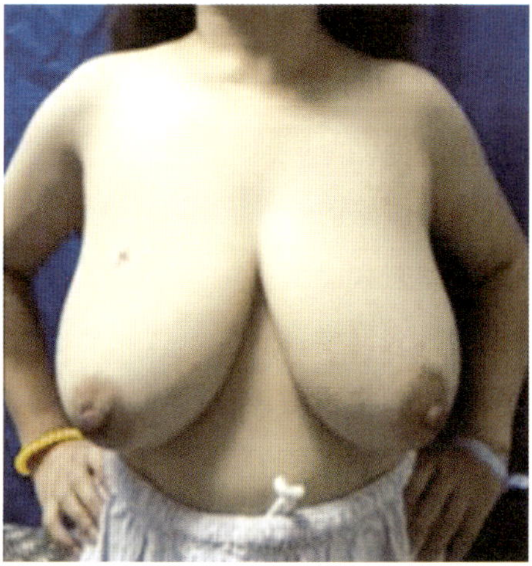

第五节 哺乳期的常见认识误区

哺乳期有许多认识误区需要我们注意：

第一，初乳是非常有营养的，不要浪费。

第二，很多产妇一开始乳汁少，老人们很着急，乳汁少就用奶粉喂孩子，这种急躁的心理不要有。一开始产妇乳汁少，一周后慢慢地通过孩子与母亲的亲密接触乳汁会逐渐增多，但临床发现很多人着急后，改成人工喂养，产妇失去了与孩子亲密接触哺乳的机会，乳汁越来越少。在此提醒大家要特别注意：乳汁刚开始少，不要着急，不要急躁，要好好休息，多接触孩子，乳汁慢慢就会有。而且刚开始孩子食量很小，不用担心孩子会饥饿。

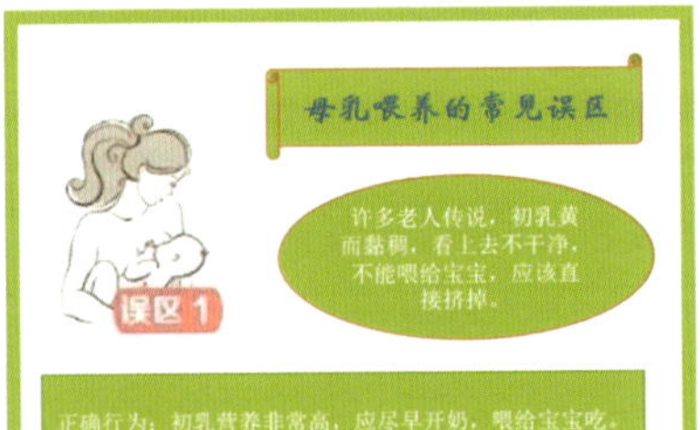
母乳喂养的常见误区
误区1
许多老人传说，初乳黄而黏稠，看上去不干净，不能喂给宝宝，应该直接挤掉。
正确行为：初乳营养非常高，应尽早开奶，喂给宝宝吃。

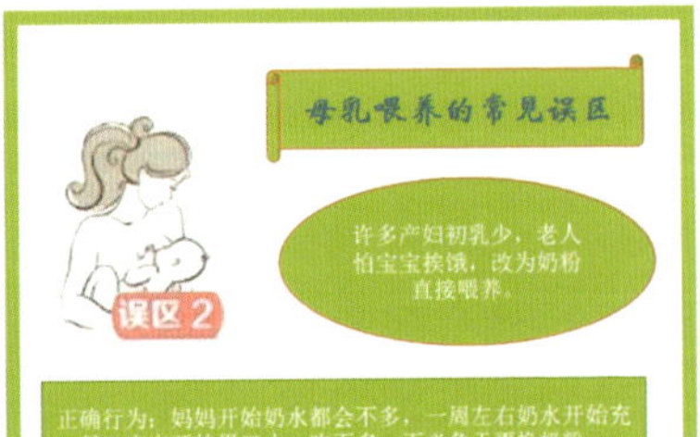
母乳喂养的常见误区
误区2
许多产妇初乳少，老人怕宝宝挨饿，改为奶粉直接喂养。
正确行为：妈妈开始奶水都会不多，一周左右奶水开始充足。宝宝开始胃口小，吃不多，不必急于更换奶粉。

第三，很多产妇认为每天喝鸡汤、排骨汤、猪蹄儿汤，下奶快又营养，这是一个错误的观点。这些汤里都是破碎的脂肪，不如直接吃排骨有营养，同时要吃蔬菜，保持心情愉快，这样乳汁会越来越充足。

第四，一侧乳腺炎，另外一侧乳房可以正常喂奶。

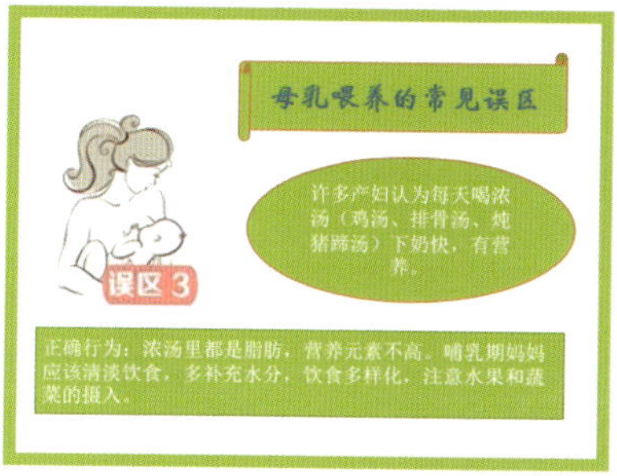

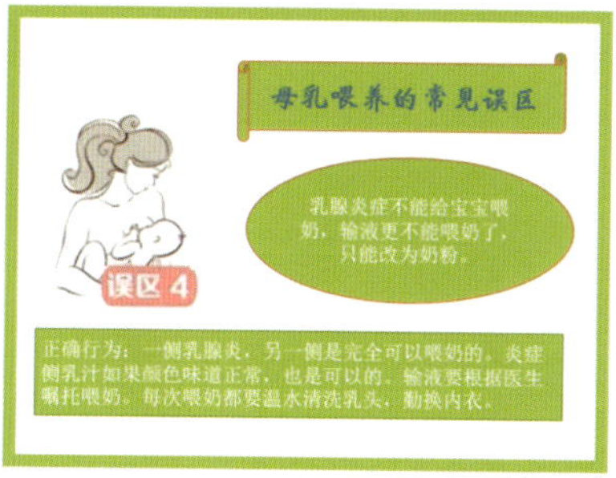
母乳喂养的常見误区
乳腺炎症不能给宝宝喂奶，输液更不能喂奶了，只能改为奶粉。
误区 4
正确行为：一侧乳腺炎，另一侧是完全可以喂奶的。炎症侧乳汁如果颜色味道正常，也是可以的。输液要根据医生嘱托喂奶。每次喂奶都要温水清洗乳头，勤换内衣。

第六章　人到中年的乳腺增生健康常识

引文

一般来说，普通人 40—55 岁作为中年阶段较为符合实际。这个阶段的女士往往伴随着知识不断积累增长，经验日益丰富，社会地位不断提升，然而人体生理功能却在不知不觉中下降，各种不适、病痛逐渐开始出现。

从 25 岁开始到 30 岁左右应该是乳腺增生、乳腺结节预防最佳的年龄阶段。如果不能很好地控制脾气，调整睡眠，到了 40 岁以后，乳腺都是结节，又痛又胀，没事就往医院跑，一兜子药品带回家。

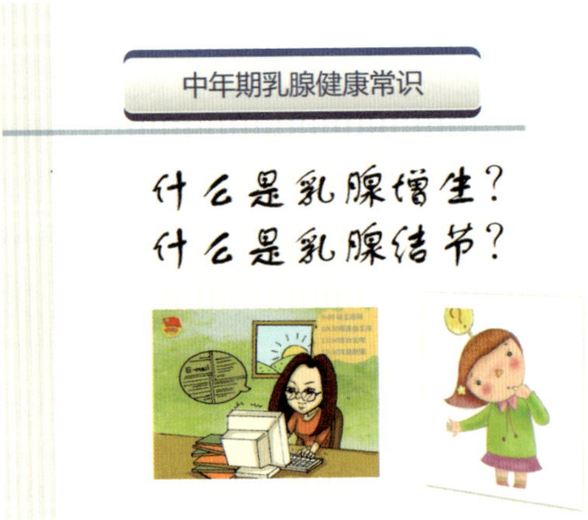
中年期乳腺健康常识
什么是乳腺增生？
什么是乳腺结节？

第一节　乳腺增生的三大症状

引文

乳腺增生症是乳腺良性疾病中最常见的症候群，它既不是肿瘤，也不属于炎症，本质上是乳腺组织增生及退行性变异常，与内分泌功能紊乱密切相关。

本病好发于中年女性，青少年和绝经后女性也有发生，尤其在大城市职业女性中多数都有不同程度的乳腺增生。乳腺增生症常表现为乳房疼痛和乳腺捏到硬块，其危害并不在于疾病本身，而是心理压力，担心自己会不会患了乳腺癌或以后会变成癌。所以，正确认识乳腺增生是非常重要的，也是我们医务工作者宣传医学常识的工作重点。

大讲堂

朋友们：大家好！今天我给大家介绍的内容主要是乳腺增生与乳腺癌以及它们之间的关系。

乳腺增生有三大症状。第一是乳房疼痛。月经之前乳房肿胀、疼痛、说不出的难受，这是很多人都会发生的症状，从年轻开始这个症状会伴随您越来越重，尤其到了四十岁以后，症状越来越明显，向肩部、腋窝、侧胸壁放射痛。这些症状我们也常常称之为“乳痛症”。

“乳痛症”是乳腺增生最主要的一个症状，也是最先引起人们对自己身体担忧的常见症状。乳腺增生乳房的疼痛，往往是多样性的，有的人双侧痛，有的人单侧乳房痛，有的人晚上痛

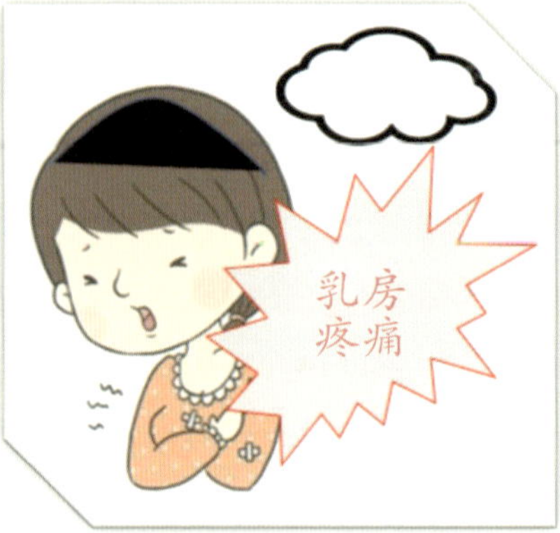

白天工作时不痛，有的人骑自行车时路途颠簸痛。不只是乳房本身的疼痛，甚至可以放射到肩部、上臂、侧胸壁、腋下，这几个部位都会有一些放射痛，这种放射痛是乳腺增生的伴随症状。

“乳痛症”的危害主要在于心理上的压迫，导致女人怀疑自己是不是一定得了乳腺肿瘤或是乳腺癌，不能安心生活与工作。其实乳腺恶性肿瘤早期中期往往是不痛的。

我发现，门诊中“乳痛症”逐渐年轻化，高中生、未婚青年比例呈现上升趋势。

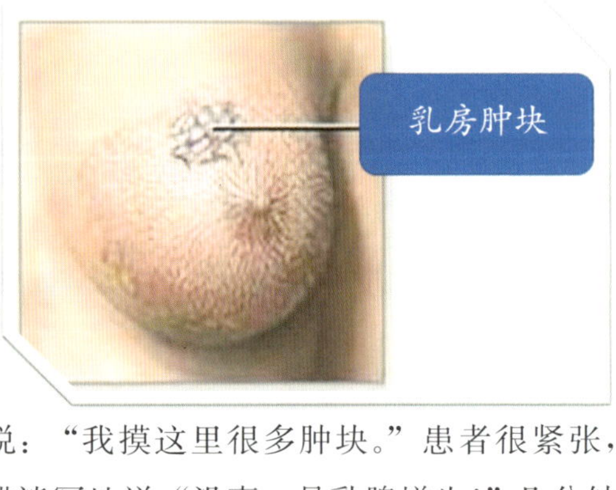

第二个常见症状就是乳房的肿块。在月经的时候，乳腺最痛最胀的时候，触摸乳腺会觉得有一块一块的感觉，很多人很紧张，到医院看医生说：“我摸这里很多肿块。”患者很紧张，但是医生一检查却轻描淡写地说“没事，是乳腺增生！”几分钟的门诊就医经历往往患者不是很满意，没有弄清楚自己的乳房到底出了什么问题，到底要紧吗？其实，乳腺增生的硬块往往是在月经前出现，月经后变软或消失。硬块往往是片状的，界限不清楚，有局部增厚的感觉。硬块往往是患者用手指捏抓乳房感觉到的，并不是真正的肿瘤。

第三个症状是乳腺增生有的时候会出现乳头溢液，乳头一挤有透明清亮或者黄色、乳白色的液体，有时候仅仅是文胸上发现乳渍。这种乳头溢液也是乳腺增生的一种常见表现。乳头溢液往往并不是发生在哺乳期前后。

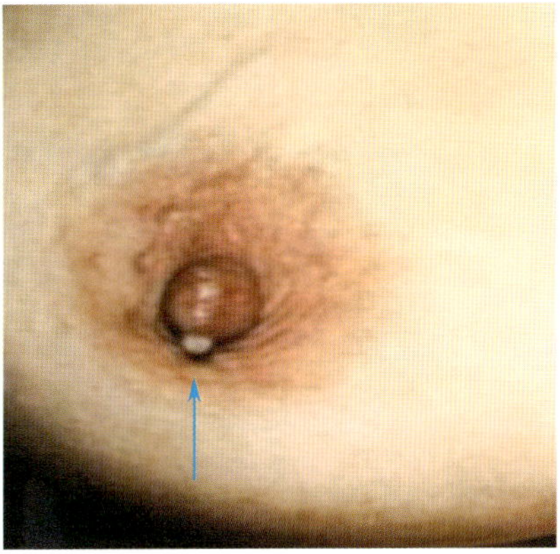

医学小贴士

乳腺增生症是乳腺良性疾病中最常见的症候群，既往对这种症候群的命名很多很乱，如：乳腺腺病、乳腺囊性增生症、乳腺小叶增生、乳腺结构不良等。

女性乳房内部腺体结构本身是凹凸不平的，许多妇女自己摸到肿块只不过是正常乳腺腺体凸起的区域，在每次月经到来前，这些肿块会变得更加明显更容易触及，月经后逐渐消失或不明显。

就乳腺肿块的特点而言，乳腺癌的肿块多为单发孤立硬块，边缘不规则，无痛觉或其他感觉，不能移动。发现乳腺异常，首先要到乳腺专科就诊，不能凭借自己感觉任性判定，否则会因为误诊延误治疗，甚至失去生命。

第二节 乳腺增生的原理

引文

女性的乳腺是内分泌靶器官，在内分泌激素，特别是雌/孕激素的作用下，随着月经周期的变化，会有增生和复旧的改变。由于某些原因引起内分泌激素代谢失衡，雌激素水平增高，可以出现乳腺组织增生过度和复旧不全，经过一段时间以后，增生的乳腺组织不能完全复旧消退，就形成乳腺增生症。

大讲堂

什么是乳腺生理性增生？

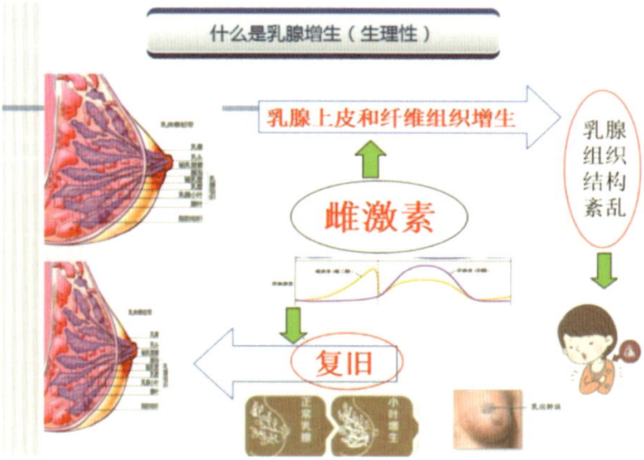

大家可以从网上搜到乳腺的解剖图。乳腺中的乳管、腺泡是分泌乳汁喂养孩子的，除了乳管、腺泡之外还有很多其他组织，当小叶腺泡、末梢导管和结缔组织在雌激素的作用刺激下，

它出现过度增生，引发乳房胀痛不舒服的症状。当您没有怀孕，乳房在雌激素水平降低的作用下，乳房就变小变软不痛了。这种“胀胀—缩缩”的变化现象我们称作“生理性乳腺增生”。

随着月经周期每个月乳腺都要发生胀痛，月经以后变软恢复了，这个恢复的过程我们叫“乳腺复旧”。

总之，整个乳腺在雌激素上调的作用下肿胀增生，在雌激素下调的作用下复旧，这整个连续的变化过程我们称为生理性增生，这种生理性增生是一种正常现象，是生物进化的结果。所以大家不要因为这种正常现象去过度吃药。很多人认为乳房一痛就有增生了，一增生就必须吃药。这种想法是错误的，这种随着月经变化的乳房疼痛我们认为是不需要吃药的，只需要疏解压力和心情使之能正常复旧就可以了。

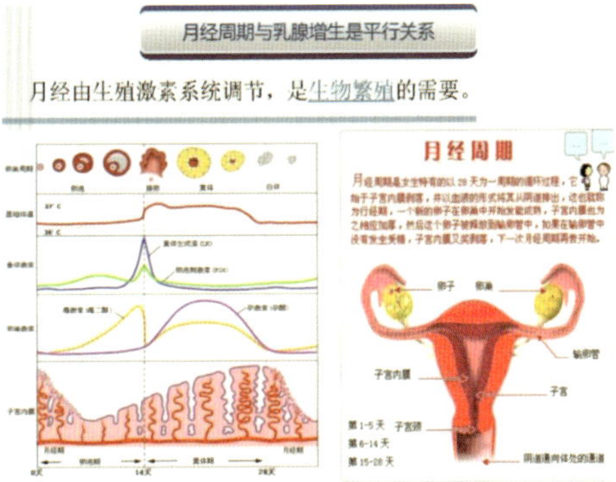

从人体生理学雌激素的变化曲线中（见右图）我们了解到。在来月经的时候，雌激素水平曲线是最低的，当来完月经的时候，雌激素开始逐渐升高。也就是说在雌激素的作用下，乳腺才开始逐渐出现增生表现。当雌激素水平降下来的时候，乳腺就开始复旧。这些就是告诉大家，乳腺痛、胀、不舒服是雌激素的原因，所以只要干扰了体内雌激素的任何事件都会引起乳腺增生加重，症状不缓解。

乳腺除了受卵巢雌激素的影响外，大脑中内分泌功能也对乳腺起重要作用（见下图）。大脑里面有很多调节内分泌的结构，可以释放出各种各样的内分泌促进激素，这些内分泌激素可以调节卵巢的功能，作用于卵巢之后干扰雌激素的变化。当您心情不好时，就会干扰您的内分泌，干扰内分泌就会影响您的雌激素，影响了雌激素就会影响您的乳腺。往往在家和丈夫吵架，两三天后您的乳腺就开始疼痛了。每次生完气当下没有感觉乳腺疼，过后才会感觉乳腺疼痛，因为生气以后干扰了内分泌，内分泌调整雌激素作用于乳腺，然后过两三天以后才会产生症状。

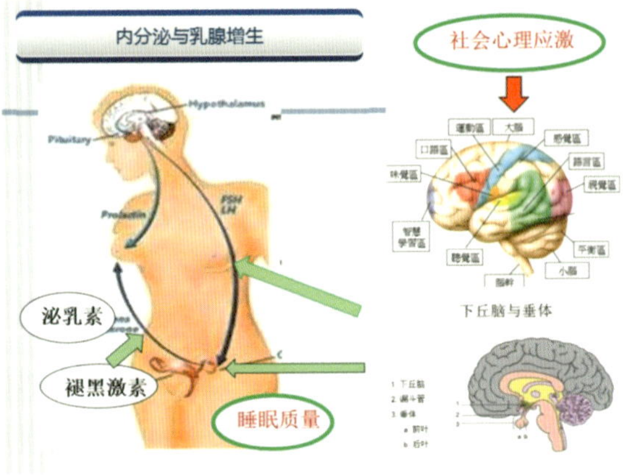

乳腺增生是不是病？我给大家分了两部分，一个是生理性增生，一个是病理性增生。生理性增生它不是一种疾病，是正常乳腺的一种变化，是月经期前不舒服，月经期后恢复。

在整个过程中由于雌激素、孕激素等各种激素动荡变化，超出了正常范畴之后，就会产生过度增生，过度增生长久了就会形成很多小结节、小囊肿，甚至会出现一些导管上皮不典型增生，我们统称为病理性增生。这种病理性增生需要医生进行干预。

现在我考考大家：乳腺增生到底是不是疾病?

大多数人认为乳腺增生是疾病。其实多数乳腺增生不是一种疾病，是女性正常的生理反应。在女孩性成熟以后，有了月经，随着体内激素周期性变化，乳房也随着发生变化，周期性出现肿、胀等不适症状，甚至有的人会出现乳头溢液的表现，但是这些正是为了生育、哺乳而做的准备。如果女孩没有受孕，激素水平就会下降，当激素水平下降后月经来潮，乳腺增生症状就会逐渐消失，每个月都会重复一次。所以会有很多人说“月经期前会感到乳房肿、胀不舒服，经期后，就感觉好多了，症状就缓解了”。这种现象是一种正常现象，大家不要害怕。尤其是年轻女孩，刚开始经历这种现象，总会以为自己是不是得了乳腺癌，尤其是影视剧中有很多悲剧情节，患乳腺癌后很快失去生命的故事。实际上，这种现象是非常少见的。在我国虽然乳腺癌发病年龄越来越年轻，但是像 20 多岁、30 出头的这种年轻女性发病的比例还是不多的。大多数乳腺癌发病高峰期是在 40—50 岁左右。

医学小贴士

乳腺增生症是由于身体内分泌功能紊乱造成的，受到社会应激因素的刺激，自身性格特点决定的一种社会心理学—病理学疾病。是一种生理增生与复旧不全造成的乳腺正常结构的紊乱。

乳房疼痛轻者，可调节心理，缓冲压力，改变周围环境，减少不良刺激。疼痛严重者推荐辅助些中医中药治疗，定期复查（半年一次），杜绝乳腺癌的发生发展。

第三节　什么是乳腺结节

引文

乳腺结节是一种通俗的称呼，结节是现代词汇，通常指的是生物体表面或内部组织中圆形的小突起。乳腺结节通常是指在B超、钼靶或者临床医生触摸乳房时发现的乳腺内部小的肿物，一般直径小于2厘米（大于2厘米的就称之为“肿块”或“肿物”抑或“占位”了）。常见于乳腺增生（可形成乳腺囊肿）及乳腺肿瘤性疾病，包括乳腺良性肿瘤（如乳腺纤维瘤、分叶状肿瘤等）以及乳腺恶性肿瘤（乳腺癌）。

大讲堂

乳腺彩超检查中的结节是什么？

许多女同志做了乳腺彩超之后都会发现，里面有各种各样的结节。结节是什么样子？见下图：

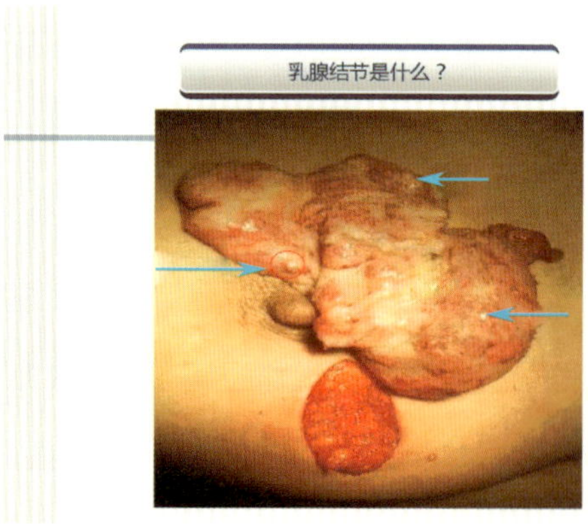

手术中我们可以看到很多一个一个像绿豆大小凸起的东西（见上图蓝色箭头），白色、非常韧，这些就是乳腺增生的结节。这些结节是乳腺中的某些细胞受到长期内分泌紊乱的影响，慢慢地增生出来的异物，一旦出来了以后，日积月累就形成了这种增生性结节，它很硬，没有血液循环。妄图吃各种各样治疗乳腺增生的药把它吃下去是不太容易的，所以只有控制脾气，调节情志，不让自己的内分泌出现问题才是上策。一个乐观、性情温顺的女子一般就很少出现乳腺结节、乳痛症。

除了常见的乳腺增生纤维性结节之外，乳腺结节表现为各种各样的性质（见下图），有单纯增生样的结节，有肿瘤样的结节。有的结节长得时间久了，成了一个肿瘤样的变化，边界不清楚、分叶状、有融合现象、血流信号增多，这种结节需要乳腺专科医师观察随访，必要时采取手术切除，防止出现恶变问题。

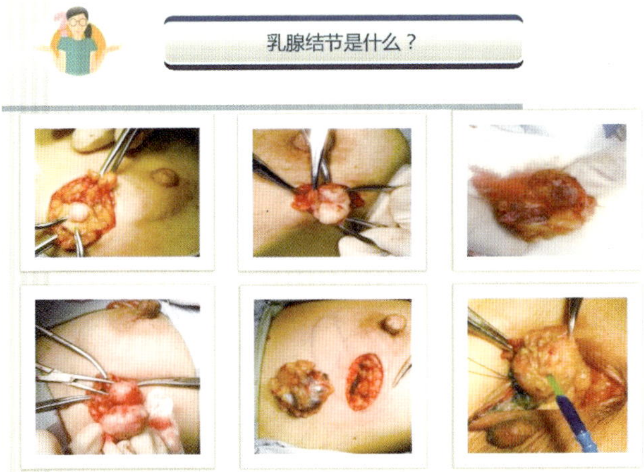

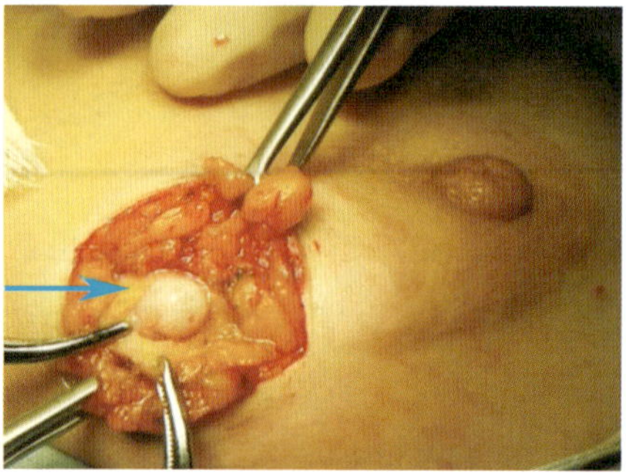

左图是“纤维瘤样增生结节”（蓝色箭头），这是目前最常见的结节了，多见于青中年女性，老年人也可存留。白色光滑的球面，底端与乳腺腺体密不可分，无完整包膜。

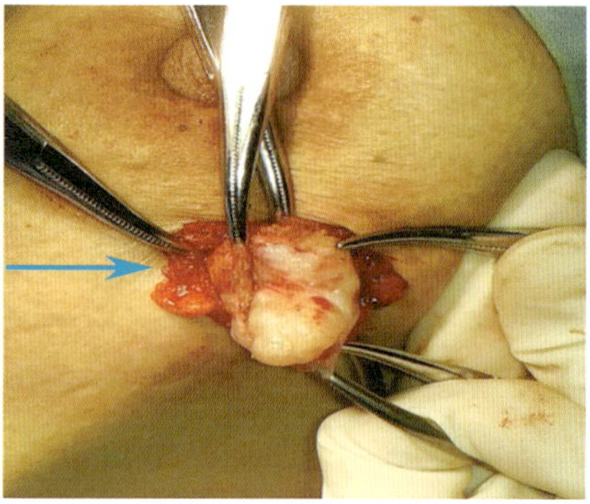

右图是“纤维瘤”（蓝色箭头），呈现分叶状，表面有包膜，光滑易活动，手术中容易分离，有疏松间隙。多见于18—25岁之间的年轻女性，是一种常见的良性肿瘤。通常需要手术切除即可。药物无法治疗。

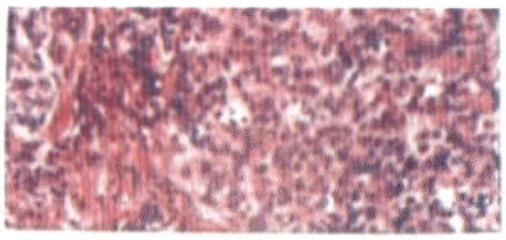

理诊断:

（左乳下方）乳腺浸润性导管癌III级，可见少许高级别导管内癌成分，约占5%，肿物直径2.1cm，另可见少许纤维腺瘤样增生成分。
AR（-）、CK34βE12（-）、E-cad（+）、ER（-）、Her-2（1+）
Ki-67（+60%）、p120（膜+）、P53（+85%）、PR（-）、
（左乳外下）乳腺纤维腺瘤样增生。
（左乳晕下方）乳腺纤维腺瘤样增生，送检组织边缘可见极少许浸润性导管癌III级成分伴较多淋巴细胞浸润，癌灶直径约0.4cm。
CD10（-）、CK5/6（-）、E-cad（+）、ER（-）、Her-2（0）
Ki-67（+75%）、P63（-）、PR（-）

左图是乳腺“癌结节”病理报告单，早期的乳腺癌结节体积可以很小，直径0.4—1.0厘米，不好与良性结节相区别，需要有经验的乳腺专家仔细鉴别，预防误诊。同时也提示我们，结节的手术与否不是按照大小来决定的。

一些医生考虑到结节很小（右图是癌结节，直径小于 1 厘米），手术不易寻找，建议观察，这样做是不对的，一定要根据结节的恶性风险来决定是否手术治疗。

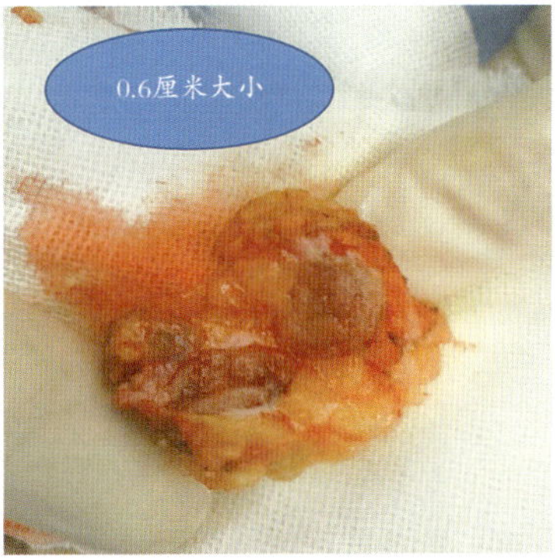

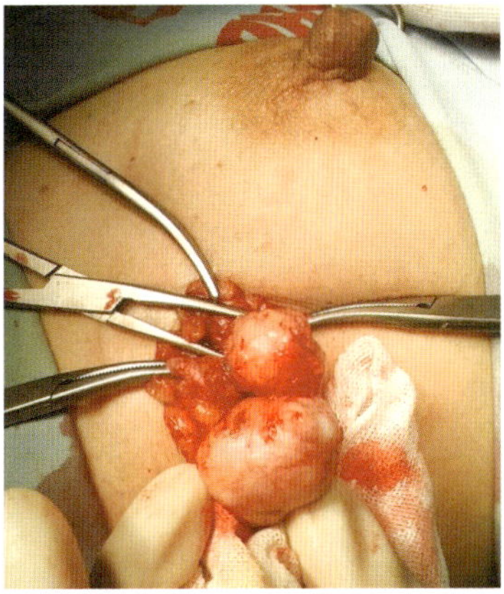

左图是乳腺多发纤维瘤。乳腺的结节往往都是多发的，原因是在不好的外界刺激下，内分泌功能失调，乳房内的纤维组织、腺上皮细胞受到广泛刺激，多点开花，形成多发的、位置不固定的、大小不一的新旧结节交替的现状。

许多朋友问我，发现结节手术后还长吗？其实，只要是不利因素存在，结节还是会不断新发的。但是我认为，断不可因为结节还有可能生长，而放弃对现有的、生长时间较长、风险较大的结节进行手术治疗。

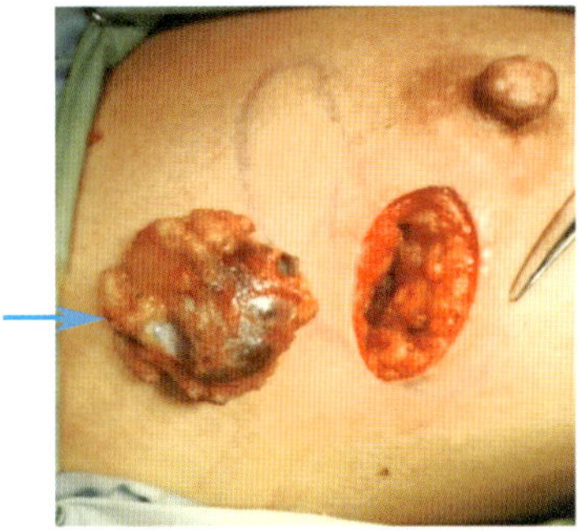

右图是乳房囊肿（蓝色箭头），是一种良性疾病。多发的囊性增生症发生恶变的概率存在，越是年龄增大，恶变概率

随之增加，是 45 岁前后女性常见的乳房疾病，需要定期观察，我建议半年进行一次乳腺彩超较为妥当。

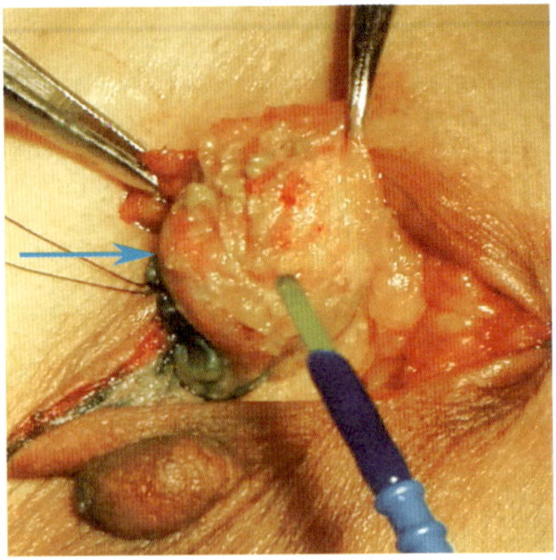

左图是乳房积乳囊肿（蓝色箭头），也是一种良性疾病。与哺乳期乳汁淤积不畅有关。积乳伴有钙化有时需要与乳腺癌相互鉴别诊断。

乳房结节是脾气不好、郁闷、压力大的女性朋友常见疾病，如下图所示，结节往往多发，大小不一。结节生长的时间也不同，这样也导致了不同的结节恶变风险不同。

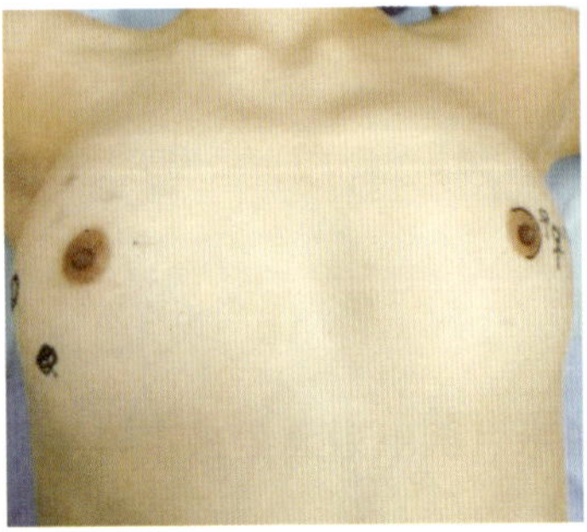

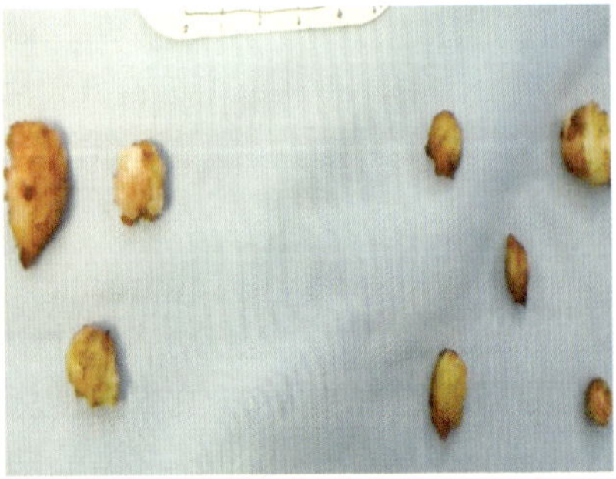

医学小贴士

乳腺结节的成因是多方面的，既与遗传有关，又与环境因素相关。目前可能参与乳腺结节形成的病因包括内分泌激素水平、基因突变及环境影响等。1. 乳腺增生导致的乳腺结节一般是多发性，单侧或双侧，任何象限均可见。大小、质地也常随月经呈周期性变化，月经前期结节增大，质地比较硬，月经来潮后结节缩小，质韧变软。检查时能触及的乳腺结节大小不规律，与周围组织界限不清，多有触痛感，与皮肤和深部组织无粘连，能够移动；2. 乳腺肿瘤亦可表现为乳腺结节。良性肿瘤可单发，也可多发，好发于育龄期女性，触诊一般结节质韧，边界清楚，活动度好；恶性肿瘤一般单发，好发于中老年女性，触诊一般结节质硬，边界不清，活动度差。

乳腺结节的检查首先是专科医生的乳腺触诊，如果是全科医生，触诊的准确率会大大下降，必须借助医疗仪器辅助检查。

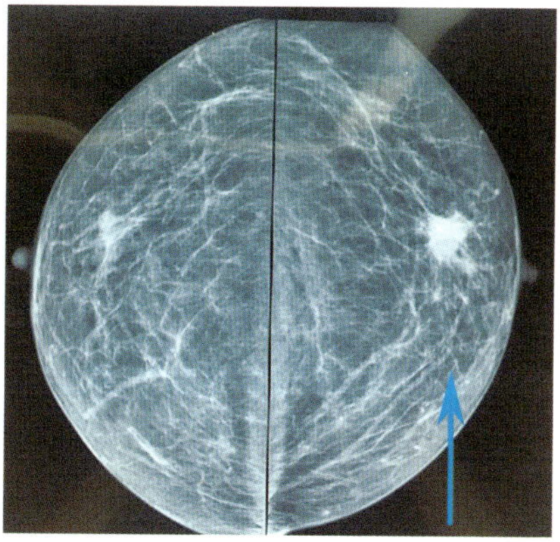

我认为，乳腺钼靶X线检查不作为青年、中年女性的首选检查，只有查体、彩超模棱两可的状况下，或者手术设计切除范围时才可加做钼靶检查。钼靶检查适合老年女性（见右图蓝色箭头），尤其是脂肪型乳腺的显影。对病灶内的簇状钙化显示较好，可以发现导管原位癌或早期微小癌结节。钼靶导管造影术可以发现乳管内结节。我院现开展的“断层钼靶”和“乳腺增强光谱钼靶”是目前最为先进的检查方法之一。

彩色多普勒超声检查（见下图）可清楚显示乳腺组织内较小病灶，并可对结节较完善地定性、定位。常能检查出医师不能扪及的深部结节。适合目前绝大多数中青年女性。

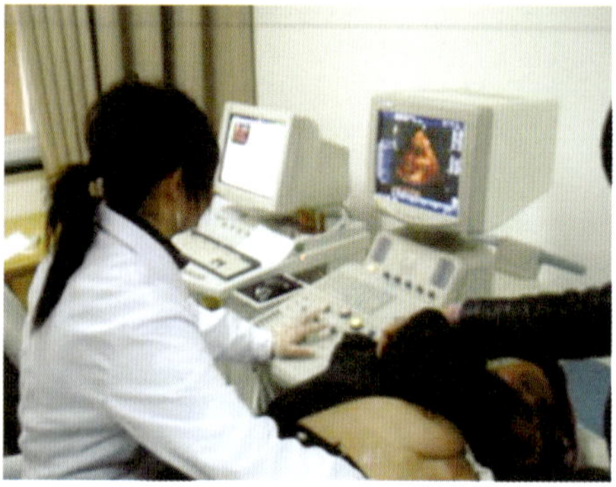

病理组织学检查多用于结节性质不好定，唯恐遗漏恶性病变时。结节可行空心针穿刺活检或切除活检进行组织学诊断，以确定结节性质。对于不可触及的病灶，可在钼钯或B超引导定位下进行穿刺（见右图）。

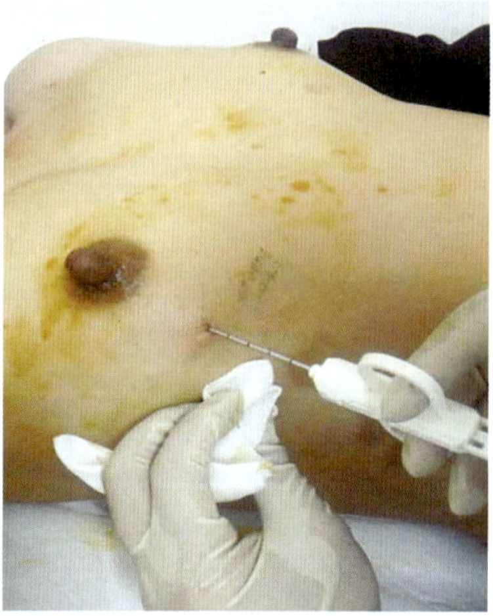

倾向良性的乳腺结节，为了预防恶变，可以手术切除。我提倡美容微创手术设计，结节活检乳腺尽量不留瘢痕。

乳腺核磁也是乳腺结节检查的一种手段，价格昂贵，大型医院才拥有。它可以发现一些其他仪器漏诊的小结节，并且加以判断性质。但是，临床上也常常发生假阳性事件，导致不必要的医疗干预。

第四节　什么样的女性容易得乳腺增生

引文

随着人们物质文化生活的提高，工作压力增大，快节奏生活，妇女职业化，儿女教育压力增大，饮食结构改变，快餐、高脂高糖饮食盛行，就诊的乳腺增生患者逐年增多，逐渐年轻化，所以我认为乳腺增生就是一种妇科的现代病，与目前的社会生活密不可分。过去常见于40—50岁女性，现在我出门诊发现，20多岁的学生群体乳痛症发生率逐年增加。往往见到门诊妈妈带着女儿来一起看病。这种乳腺增生（乳痛症）越来越多的现象提醒着我们，目前的生活节奏是否合适，是否需要改变目前的生活状态。

大讲堂

什么样的人容易患乳腺增生?

第一，夫妻吵架，家庭不和睦，冷暴力现象。家庭不和是个长期问题，而不是短时间的不和睦。往往陷入其中的人们长时间心情不好，继而影响免疫能力，影响内分泌功能，危害到健康，是一种杀人不见血的现象。

第二，常和孩子怄气。孩子有自己的性格，是由基因遗传而来，同时又可能出现遗传变异。孩子有自己的人生之旅，家长身教胜于言传即可，以身作则，默默感化，孩子都是在观察周边人们的行为，不必大声呵斥，不要和别人去比较。

第三，孩子长大，又要为其考试、升学、就业苦恼烦躁。其实，孩子的天资决定了他的大致人生平台，强扭的瓜不甜，过高的欲望只能带来无穷的苦恼。我认为应该以兴趣教育为主，提前规划好职业方向，不必相互攀比，高考不是唯一的出路。

第四，年轻女性因为同事之间相处不愉快，恋爱不如意，时常伤心。悲伤的性格就是一种肿瘤相关性的性格，我称之为“癌症性格”。像林黛玉那样的多愁善感只能缩短人的寿命。

第五，面临自我晋升、业绩考核等苦闷，心情不舒畅，压力大等等。我认为，青年期是人一生中学习能力、突破能力、创新能力最强的时期，应该充分把握，一旦进入中年期，主要是靠持之以恒、兴趣主导的学习了，基本上很难“咸鱼翻身”，所以不必过高要求一个中年人去干“大事”，人到中年，家庭琐事、身体机能退化、伤病发作等等逐渐显露，很难独立承受巨大压力，应该主动培养、支持年轻人去创业，至少不要去阻碍年轻人发展。

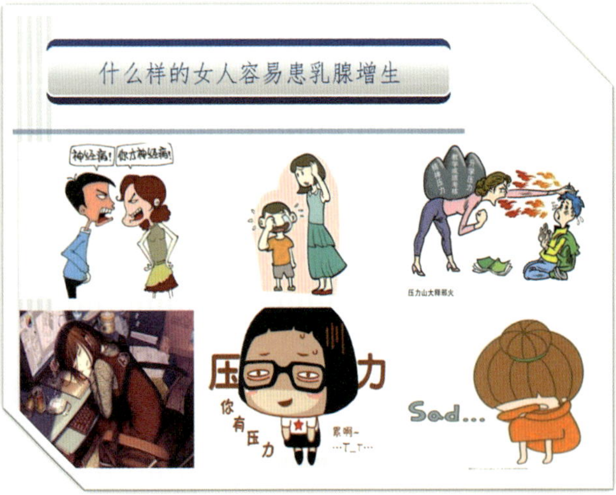

第六，长期熬夜，生活不规律，乳腺修复的不足。乳腺增生是最怕熬夜的，因为女性乳腺的复旧是在夜间，晚上 11 点到凌晨 5 点是最关键的时间。这个时段的乳腺复旧有一个前提条件，就是在深睡眠状态下才能复旧，如果不是深睡眠，晚上 11 点后还躺在床上情绪激动的看各种宫廷斗争剧，那您的乳房就是增生而不是复旧了。

上述这些现象都影响女性的乳腺，加重乳腺增生的症状。

医学小贴士

据不完全统计，我国约有 50％的女性患有不同程度的乳腺疾病，每年新发患者的幅度快速增长，患者逐渐年轻化。正因为如此高发和常见，民间才有“十个女人九个乳腺增生”的说法，乳腺增生成为青中年女性最常见的乳腺疾病。下图可见，我在 2017 年度抽样调研中发现，快乐的女性不到 1/5。

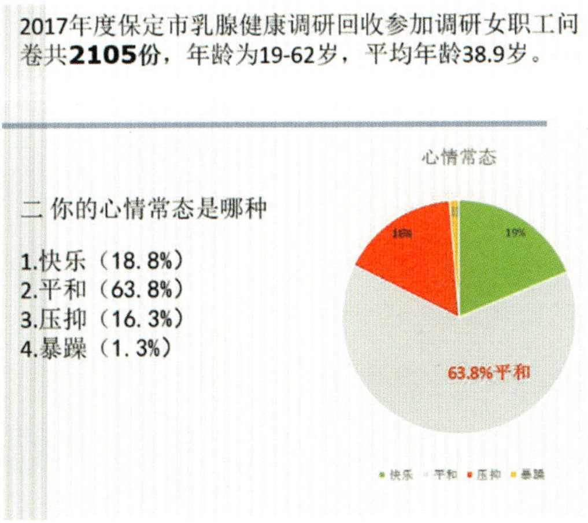

乳腺增生属于体质与情志两方面的疾病。体质属于先天，我们无法改变；情志受到生活环境的影响，同时与受教育程度亦有关，是我们能够在一定程度上加以改进或改变的部分。我认为，医务人员一定要重视患者情志方面的问题，善于发现问题，心理疏导，正确指导，而不要一味依靠药物治疗，一种药物不行换另外一种，一种药物不行加用两种药物，这样的做法是不应提倡的。

第五节　乳腺增生的心理治疗

引文

患有乳腺增生的女性太多了，但是很多人都不知道缘由，情绪波动、苦闷大的女性更容易得乳腺增生，而且不容易康复。

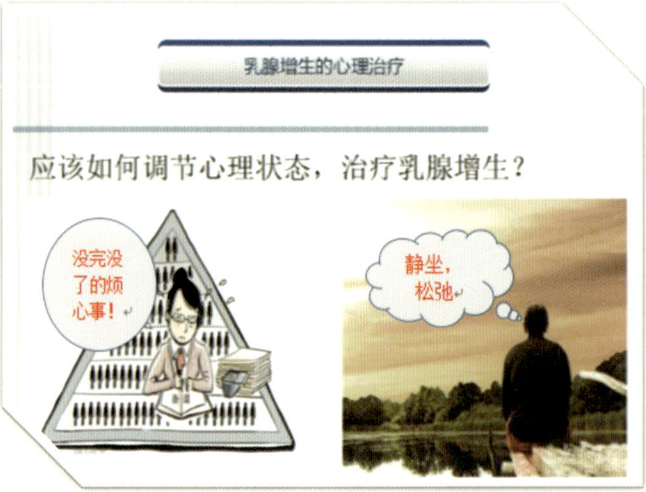
乳腺增生的心理治疗
应该如何调节心理状态，治疗乳腺增生？
没完没了的烦心事！
静坐，松弛

其实乳腺疾病大多跟女性朋友的脾气、心情等有很大的关系。症状不严重的乳腺增生，有很多方法可以进行治疗（不是选择药物）。但是我提醒患者，在乳腺增生的治疗之后，都会有一个巩固的过程，这个过程中，一定是需要配合心理上精神上的调整。

乳腺增生经治疗症状缓解以后，为了防止它再次复发或者加重，女性应该要注意劳逸适度。过度疲劳、精神紧张、工作压力很大，对乳腺增生的恢复都是不利的。

乳腺的康复首先就是心理调整、精神调养，要保持精神愉快、情绪乐观，常处于高兴状态。中医认为，乳腺增生跟肝郁气滞有关。经常情绪不好，爱生气、爱着急的人容易得这个病。所以要注意情绪、精神的调养才是根本。

大讲堂

接下来我们讲乳腺增生的心理治疗，这是今天讲座的主要内容。从心理治疗角度来讲，我并不是专家，但是我是一个善于观察、体会、感悟和总结的人，因此在平时的日常生活中，在 25 年的医学工作中，总结了一些经验和体会分享给大家。

在这里结合我的一些感受给大家简单讲解一下我自己是怎样减压，调节情绪的。

在我看来，一定要想办法把自己的心态调节好。见下图：

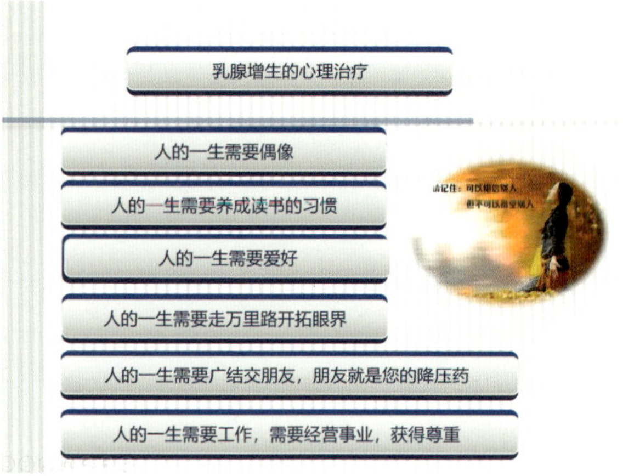

1. 首先，人的一生需要偶像。

我有很多的偶像，现在给大家分享的偶像之一是邵逸夫先生，我们所谓的“六叔”，是邵氏兄弟电影集团的创始人，也是TVB的创始人。他1907年出生于上海，从小家庭非常富有，但是在1923年时候他的家庭已趋败落。败落后，他们兄弟开始自己独立创业，以大哥为首开始拍电影，1925年成立了“天一”影片公司，赚了很多钱。在它特别火的时候惹恼了上海的同行，六家公司对它进行了“围剿”，也就是1927年的“六合围剿”事件，这个事件导致了他的公司受创。而后老三被迫到南洋闯荡，每天扛着电影机到大街上放片子，后来邵逸夫中学毕业后跟着三哥到新加坡打拼，两个人每天以摇电影机放片子营生。经过艰苦卓绝的奋斗，后来他们在新加坡创建了百家电影院，成了当地的富豪。1930年成立了他的邵氏兄弟影片公司，而后他们回到香港拍摄了第一部有声电影，瞬间事业达到顶峰。1937年因为抗战公司再次倒闭，老人的事业彻底失败。

1958 年邵先生 51 岁又在香港重新创业，成立了邵氏兄弟影片公司，经过不断的努力，克服重重困难后来成了电影帝国的老大，达到了人生的顶峰。我们看到他们家族辉煌的时候，也看到他们败落的时候。只有在这样跌宕起伏的人生经历中才奠定了邵逸夫先生现在的地位，磨炼出坚韧乐观的性格。

为什么他是我的偶像呢？第一因为我从小喜欢看武侠小说和武侠电影。邵氏电影公司的武侠电影名誉海内外。第二我被邵逸夫前辈的奋斗精神所折服。第三就是邵先生的慷慨爱国的情怀，无私地为内地捐款助学的行为感动了我。

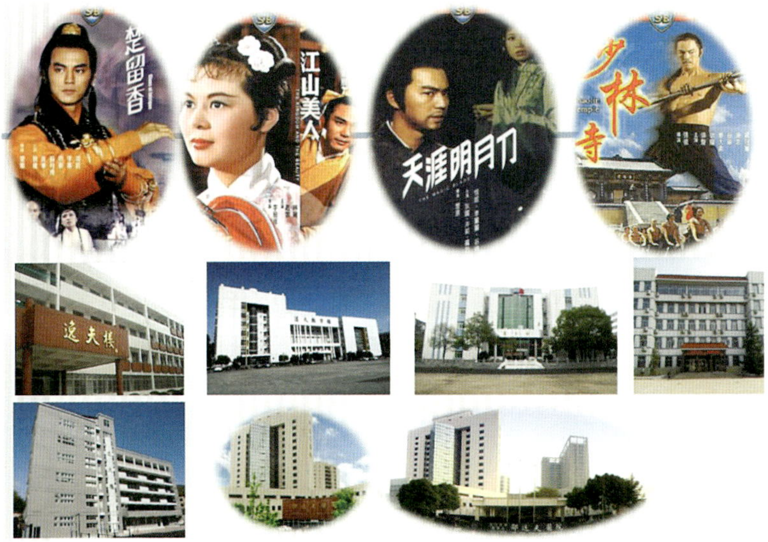

那么为什么我今天拿这位偶像来举例子？所有的朋友都希望自己长寿，而邵逸夫先生是 107 岁去世的，是个长寿的典范。他充满坎坷、传奇的一生是值得我们借鉴学习的。

邵老1985年开始做慈善，成立了邵逸夫奖，专门奖励在医学、天文、数学领域有建树的科学家。除了这些，我们看到的是全国各地可见的逸大楼，有小学、中学的教学楼（见上图），还有大学内也有逸夫楼。据说邵逸夫先生一生捐助的事项总计有6 000多项，对于香港和内地的公益投资了上百亿，号称中国香港慈善第一人。综上，邵逸夫先生可以是我们每个人的人生偶像，像他这样去做事做人，快乐、坚韧，我们就可以活得很精彩，很长寿。

2. 人的一生需要养成读书的习惯。

读书可以让您减压，增寿。下图右上角的照片是我的书房，还有许多书分散在屋里各处。平时我除了医学类的书籍外，还会读很多很多的杂书。比如我喜欢看武侠小说，我的武侠类书

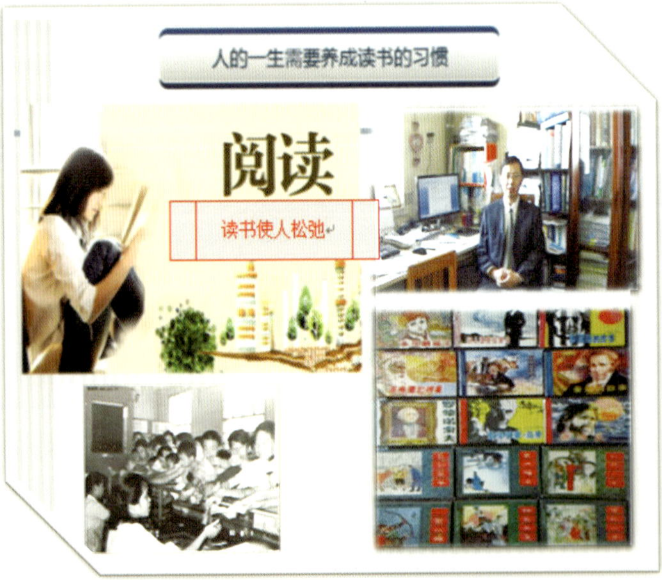

籍有很多，它们可以使我在繁重的工作中减少压力。我还很喜欢读小人书（连环画），可能大家看起来小人书趣味性很低，但是其实它内含很多的科学道理。下面这张图片就是我读过的小人书，我小的时候经常就去买一毛钱的小人书来看，它们把全世界顶级科学家的事迹用连环画的方式浓缩出来教育了我。这些小人书伴随了我这一代人的童年时光。

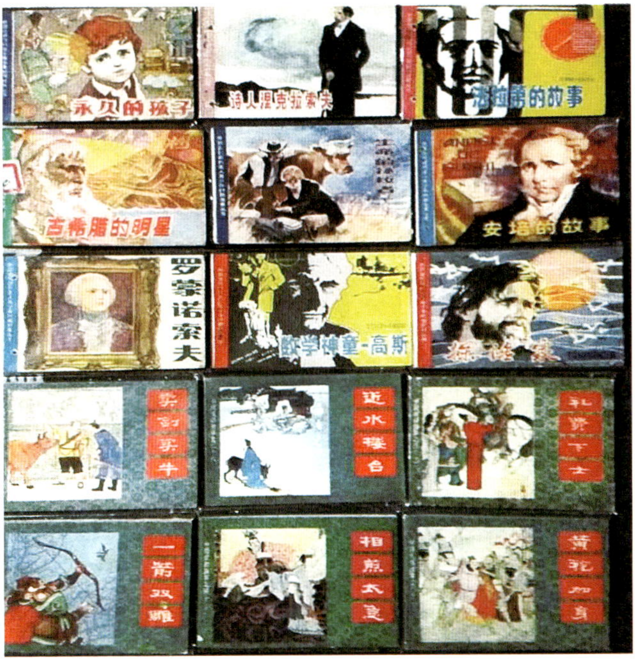

3. 人的一生需要爱好。

爱好可以降低压力，缓解情绪。

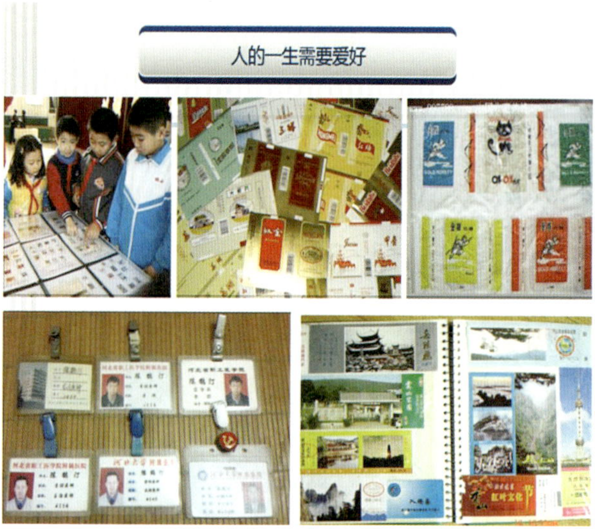

我小的时候喜欢集邮、绘画、打篮球、收集各种零零散散的小东西等等，虽然许多爱好没有坚持下来，但是我发现有时这些爱好不定什么时候就可以帮助到你。很多时候我做手术或者和老师学习，就可以通过图画的方式把过程画下来，既直观

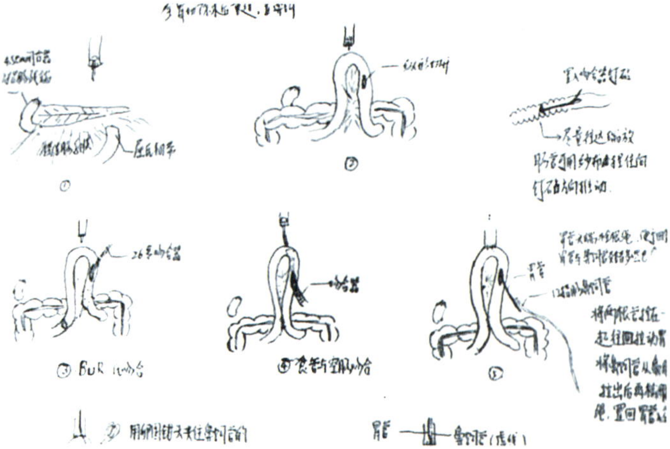

又通俗易懂，还有助于反复学习记忆。所以说，爱好或者说图画技巧可以帮助我成为一个很好的外科医生。

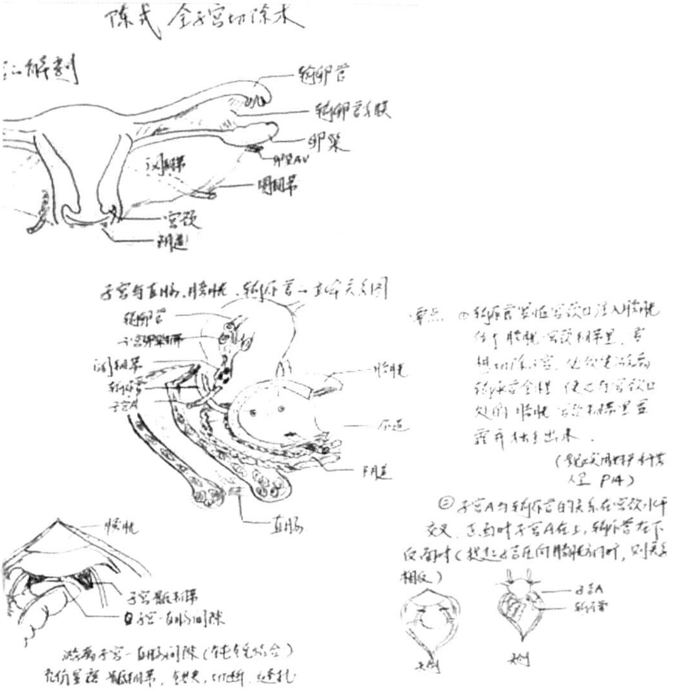

下面这张图片是我们医院南北院合并以后我画的南北院示意图，因为很多患者找不到我，不知道南院和北院的关系，所以我画了这张图，专门贴在我的名片上，这样患者每次都可以很准确地找到我。

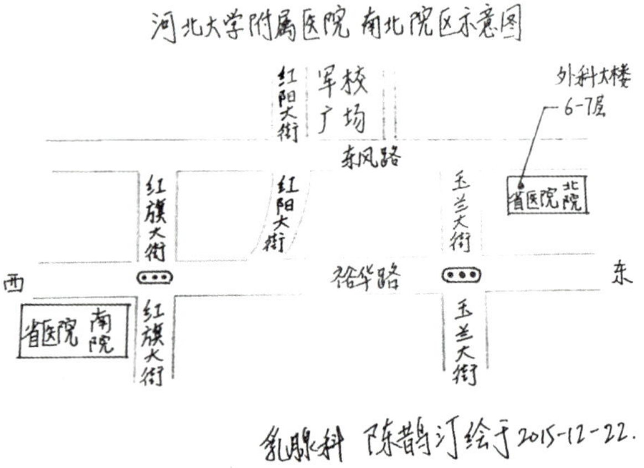

下图是我将手术中技巧画注在《手术学》上。每一台手术、每一点心得体会我都会一点点地把它记录下来，当我把心思都放在这些事情上就没有时间去纠结一些其他的烦事、琐事了。

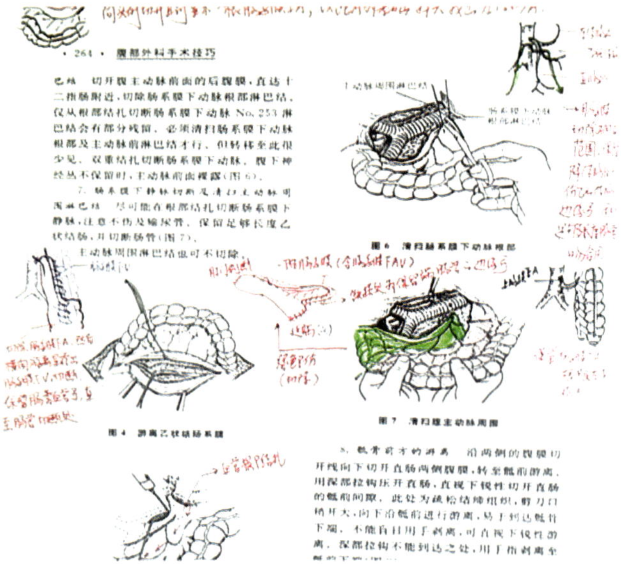

· 264 · 腹部外科手术技巧

巴结　切开腹主动脉前面的后腹膜，直达十二指肠附近，切除肠系膜下动脉根部淋巴结。仅从根部结扎切断肠系膜下动脉No. 253淋巴结会有部分残留，必须清扫肠系膜下动脉根部及主动脉前淋巴结才行。但转移至此很少见。双重结扎切断肠系膜下动脉，腹下神经丛不保留时，主动脉前面裸露（图6）。

7. 肠系膜下静脉切断及清扫主动脉周围淋巴结　尽可能在根部结扎切断肠系膜下静脉，注意不伤及输尿管，保留足够长度乙状结肠，并切断肠管（图7）。

主动脉周围淋巴结也可不切除。

图6 清扫肠系膜下动脉根部

图4 游离乙状结肠系膜

图7 清扫腹主动脉周围

8. 骶骨前方的游离　沿两侧的腹膜切开线向下切开直肠两侧腹膜，转至骶前游离，用深部拉钩压开直肠，直视下锐性切开直肠的骶前间隙，此处为疏松结缔组织，剪刀口稍开大，向下沿骶前进行游离，易于到达骶骨下端。不能盲目用手剥离，可直视下锐性游离，深部拉钩不能到达之处，用手指剥离至…

所以，爱好就是一种分散注意力、调节情绪、解压的好方法。

4. 人的一生需要走万里路，开阔眼界。

当您眼界开阔以后，自然就不会和别人生气了。我平时喜欢到处走走，喜欢游览各地名胜古迹。一开始跟着旅游团，结果吃不好、喝不好还会生气。多走几次后我发现，我不是来吃喝的，是看风景、体会风土人情的。在旅游中和同行的人聊天，观察别人的生活态度，慢慢地自己的心态也就好了，还帮助导游干一些调解工作，很快乐。

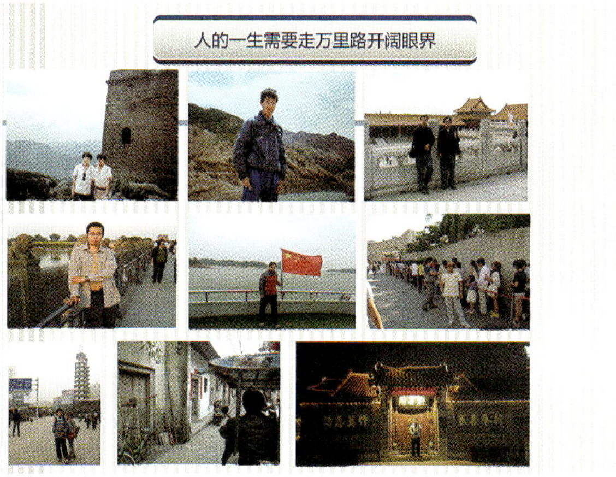

走出去才能够学到很多见不到的东西。我利用空余时间走出去，也并不都是出去玩，去各个地方我都要去当地的医院，看看他们是怎样为病人服务的，有什么特色。

5. 人的一生需要广结交朋友，朋友就是您的降压药。

朋友很重要。朋友是您的倾诉对象，有时倾诉后能够帮您直接分担、解决困难与忧愁。每个朋友都有其自身特点，倾诉就是一种心理治疗，不同的朋友带给你的感受皆不同。

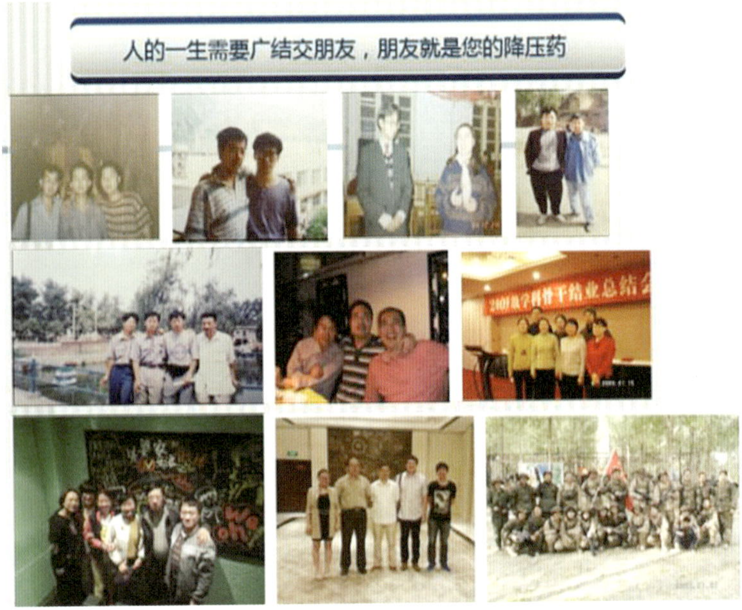

6. 人的一生需要工作，需要经营事业，获得尊重。

您心里不痛快不是因为您特别缺钱，而是因为您特别缺乏被尊重。您需要的是别人对您的尊重，但是要想获得尊重，不管做什么行业我们都要想办法把它做好。我刚参加工作的时候（1996 年在河北职工医学院），省里让下乡支援贫困山区医疗教育，说心里话谁都不愿意去。当时我想：谁都不愿意去，那我去。当时我 22 岁。下图是 1997 年我在承德张三营镇下乡生活的小院子与当地老师们的孩子的合影。在下乡期间，我学会了独立生活，生火、通烟筒、种菜，还和老乡插过水稻，帮助管理学校老师们的小孩。同时还锻炼了行政管理能力。2 年后结束了下乡活动，1999 年我正式回到单位继续工作，再后来又去外地读了硕士、博士。也就是说，人的一生需要自己去经营，每一天都要去经营自己的事业，让自己忙起来。现在，我每天除了手术等医疗活动外，还积极参加政府、人大活动，医学教学活动，职工代表工作，民主党派活动等等，这些工作我都去做好、做细，工作做得细致了自然就没有时间去想别的，也自然会获得尊重。

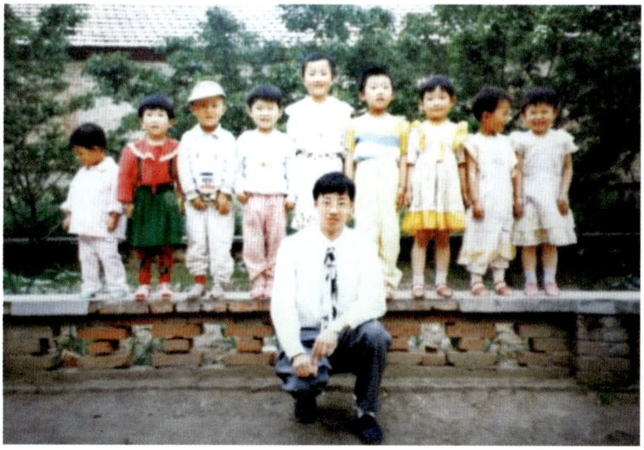

上面就是以我自身的感悟来给大家讲解了“自我心理治疗”的方法。

要有一个偶像，还要有一个好的读书习惯，像《读者》《特别关注》《老年世界》等等杂志就很好，然后要走出去，多结交一些朋友，把自己的视野开阔。全身心做事，忘却烦恼，身体就好了。

当然我给大家讲的这些心理治疗技术是不全面的，但是很实用，很简单。如果大家还觉得自己有压力、不痛快、心理疏导不了，我还有最后一个杀手锏：如果实在不痛快，我建议您每个月抽出几天时间到我们医院做义工，到我们肿瘤科去帮助那些患者。来我们医院做一个月义工，您的人生观就会发生巨大的改变，有些人不需要一个月，两小时就改变了人生态度。

医学小贴士

乳腺专科医生对待病人态度一定要和蔼，每次就医需要耐心询问患者的生活情况、家庭关系等，认真耐心听患者的诉求，仔细检查乳腺，认真解释乳腺增生的病因、可治愈性及与乳癌的关系，提高患者对乳腺增生的认识，消除顾虑，使其保持平静的心态，增强治病的信心。

一定记住让患者家属一同就诊，当面让双方了解疾病的原理，说明患者的病情，解释他们的参与对疾病的治疗起重要作用；嘱其家人多与患者进行思想交流，多鼓励多安慰；如有情绪波动随时和医生联系和沟通。

建议患者读书也很重要，提高文化修养对乳腺增生也是有很大帮助的。

我常常在许多场合建议卫生部门的领导多关注目前医学病历内容烦琐冗长的问题，许多年轻医生每天大量时间在不停地书写各种病历内容，根本没有时间看病人、与患者及家属沟通、给患者及家属讲解疾病常识。一些常见病，也要求书写“病历小结”“病例讨论”“用药协议书”“术前讨论”等等内容，甚至有些医院还要求“有内涵、有治疗进展”等内容。忽略了与患者的沟通，忽略了患者的心理治疗，忽略了家属的感受，一味地加重书写的内容，为了迎接“检查与评比”和“严谨到打官司不输”等等目标。我参加工作25年来，体会最深的就是“沟通是第一位的”。许多专家认为“沟通就是讲清楚、讲明白病情”，其实不然。我认为：平时的一个微笑、一声招呼、与患者及家属一句玩笑、在一群人中能够准确说出患者的姓名及家乡，这些都是“沟通”，是互相信任、互相依赖的基础，有了这些接触，彼此理解，纠纷的概率就最大程度减少了。大家往往发现，医院里容易出事的往往都是比较固定的几个大夫，总有一些“口碑好的大夫”总是化险为夷。我还发现，无论您病历花多大工夫，打起官司闹起纠纷来，总会找出各种问题来。要想不打官司，前期工作（情感交流、思想交流、互相认同）很重要。

第七章　中老年女性防治乳腺癌常识

引文

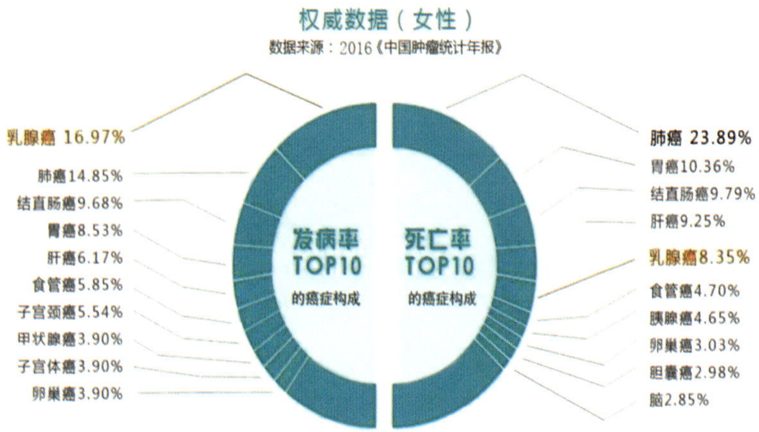

近些年来，中国医学进展飞速，逐渐与世界发达国家接轨，国内的统计数据也逐渐公布，使我们每个人能够清晰地了解国人健康的真实情况，而不是过去参考国外的数据。以往的人们一般认为，乳腺癌是发生在老年群体中，其实，临床上更多见的是 45—55 岁的中年女性，甚至绝经期前的女性更多些。我所在的三甲级教学医院乳腺专科目前年门诊量约 4 万人次左右，每年完成乳腺癌手术 700 余台次，各类乳腺手术近 3 000 台次，患者构成比例以农村患者多于城镇患者，40 余岁的患者多于 60

余岁，起病年龄从25岁延至80余岁，45—55岁患者最多。

我总结的经验是：

1. 30岁女性一定要开始定期乳腺检查，以彩超为主。

2. 家族有肿瘤病史的，或者乳腺结节较多的朋友，复查时间以半年一次较妥。一般的女性可以一年一次。

3. 乳腺结节如果不能除外肿瘤，不要吃药观察，应该勇敢手术切除，杜绝隐患。吃药目的是活血化瘀、软坚散结，可能会促进癌肿进展。

4. 中国女性乳腺癌发病年龄越来越年轻化，一定要认识到这个问题。

第一节　乳腺增生与乳腺癌的关系

引文

国内乳腺增生（乳痛症）多发于中青年女性，发病高峰为25—35岁，在30岁以上的女性的发病率可达90%以上。乳腺癌多发于中老年女性，发病高峰为45—55岁或70岁前后，总体来说乳腺增生的人数远远多于乳腺癌患者；患癌女性中，“绝经期前”人数多于“绝经期后”。

乳腺癌患者中往往大多数存在乳腺增生，这个在手术标本的病理学检测中得以印证（见后面病理学图片）。我认为，乳腺增生能否直接变成乳腺癌这个研究尚无定论，但是部分乳腺增生病理改变增加了乳腺癌的发病风险这是大家接受的理论。乳腺增生发病率逐年上升，逐渐年轻化，与乳腺癌的发病特点逐渐呈现一致性。

乳腺增生临床体征有时与乳腺癌不易鉴别，相互的误诊率逐年增加，这是专科医生应该注意到的问题。

大讲堂

大家最关心的乳腺增生会变成乳腺癌吗？

正常的乳腺会出现生理性增生，而这些生理性增生由于先天体质的因素（遗传因素），在外界因素如情绪波动、长期精神抑郁、熬夜失眠等干扰下，内分泌打破平衡后，乳房就会出现病理性增生。

所以，乳房生病一定是两个方面的问题。一方面，遗传上容易得病；另一方面，生气、压力、生活不规律、饮食不健康。除此之外，如果还要算上的话那就是运气不好（肿瘤可以随机发生在任何人身上，没理由）。

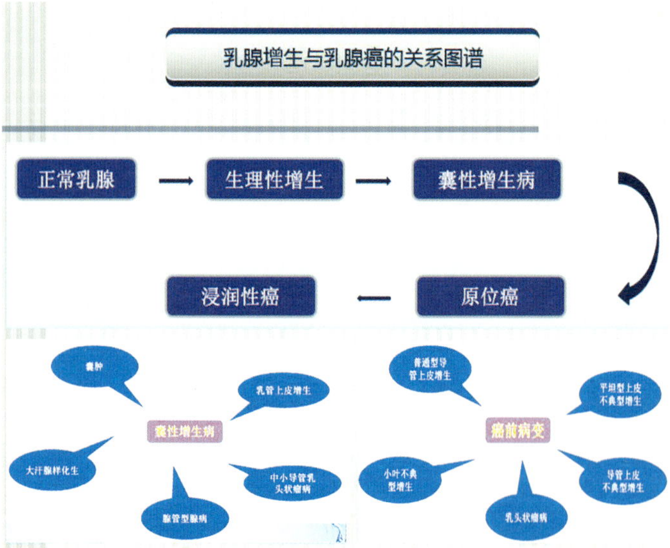

病理性增生中有些会出现纤维瘤样增生、导管上皮不典型增生、纤维囊性增生病等，当这些病变发展时间过长，小部分患者会逐渐出现乳腺的原位癌甚至是浸润性癌，所以病理性增生尤其是囊性增生症我们有时会认为它是癌前期病变，它和乳腺癌是有一定的关联。

乳腺增生和乳腺癌之间有一个交叉（见右图），这个交叉就是误诊率，这个误诊率有时是非常高的。即便是医生也时常会出现把一个不典型的乳腺癌当成乳腺增生观察与治疗，错过了最佳治疗时间，这是非常可怕的。

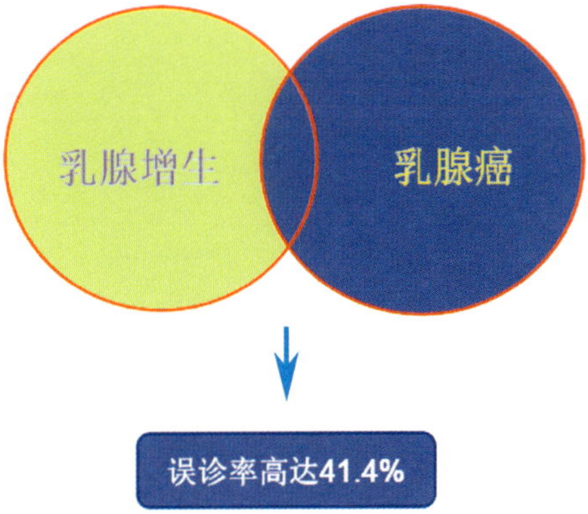

医学小贴士

临床上乳腺疾病往往混合存在，同一名患者乳房内往往是多种病理学改变共存的状况。既有乳腺增生，乳腺结节，同时还有可能存在早期的乳腺癌，而且不同的疾病发展的程度往往不一致性，我提供一些手术后的病理图片供大家参考。

下图中可以看到，同一患者乳房内既有恶性病变，又有良性肿瘤，还有不同程度的乳腺增生。

镜下所见：

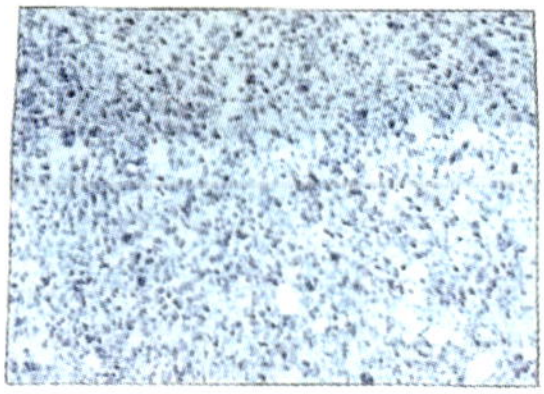

病理诊断：

左乳肿物：恶性肿瘤，结合免疫组化支持癌肉瘤（经充分取材，大部为肉瘤，局部见直径约1cm的浸润性导管癌Ⅱ级），周围另见少许导管原位癌。
左乳外下肿物：乳腺腺纤维瘤样增生伴局部平坦型导管上皮不典型性；
上、下、外、基底切缘：送检组织均未见肿瘤；
内切缘：乳腺组织局部导管内乳头状瘤样增生伴不典型增生。
左乳肿物免疫组化：CD68（+）、CK（局部+）、EMA（局部+）、ER（-）、Her-2（0）、Ki-67（90%+）、P63（少许细胞+）、PR（-）、Vimentin（大部+）、AR（-）。

下图可以看到，导管内乳头状瘤是良性肿瘤，导管上皮不典型增生是不太好的一种乳腺增生。纤维瘤样增生则是向纤维瘤方向发展的一种肿瘤样增生。

镜下所见：

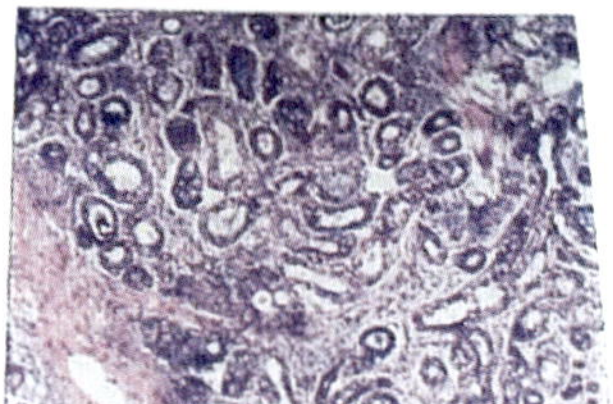

病理诊断：

右乳病变导管：乳腺导管内乳头状瘤伴导管上皮不典型增生，局部呈腺纤维瘤样增生伴导管上皮不典型增生，请临床随诊。

下图可以看到，乳腺癌Ⅲ级是低分化恶性度较高的癌细胞。导管内癌则是恶性度较低的癌细胞。纤维瘤样增生则属于乳腺增生。

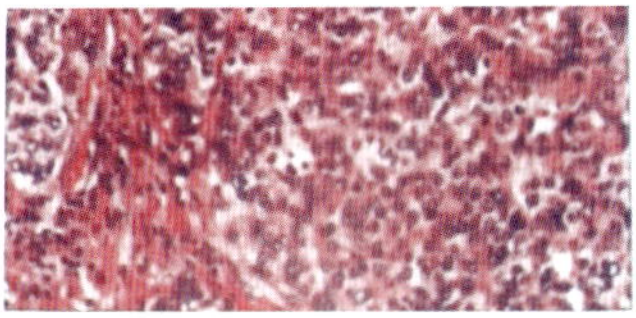

病理诊断：

（左乳下方）乳腺浸润性导管癌Ⅲ级，可见少许高级别导管内癌成分，约占5%，肿物直径2.1cm，另可见少许纤维腺瘤样增生成分。
AR（-）、CK34βE12（-）、E-cad（+）、ER（-）、Her-2（1+）
Ki-67（+60%）、p120（膜+）、P53（+85%）、PR（-）、
（左乳外下）乳腺纤维腺瘤样增生。
（左乳晕下方）乳腺纤维腺瘤样增生，送检组织边缘可见极少许浸润性导管癌Ⅲ级成分伴较多淋巴细胞浸润，癌灶直径约0.4cm。
CD10（-）、CK5/6（-）、E-cad（+）、ER（-）、Her-2（0）
Ki-67（+75%）、P63（-）、PR（-）

类似这样的病例千千万万，这些资料告诉我，乳腺增生与乳腺癌不好鉴别，容易共存，容易误诊。乳腺内出现结节一定要正规检查，严密观察，切不可大意。

误诊的常见原因有时往往是乳腺内多发结节，有些很小，但是恶变率较高；有些很大，却没有恶变，某些医生喜欢手术切除容易切除的较大的结节，留下小的结节观察。其实结节的风险不是靠大小来判断的。中国女性患癌处于绝经期前较多，致密性腺体容易隐藏小的、早期的乳腺癌结节。

我的临床经验总结：① 乳房结节手术与否不是看结节大小，而是参考结节的癌风险。② 年轻姑娘的乳腺疾病，钼靶不作为首选，而是首选彩超。③ 钼靶检查没问题的青年女性，应该复查乳腺彩超，彩超适合“腺体较多”的乳房。④ 乳腺结节误诊率高，不要轻易吃药替代手术切检。⑤ 有经验的医生“临床查体”很重要，不要省略。⑥ 乳房疾病的诊断由专科医生做

出，不能由“其他科室的医生”做出，亦不能由检查报告做出“没事”的结论。

误区：

① 小结节不需要手术，大结节才手术。（错）

② 乳房疼痛一定不是乳腺癌。（错）

解答：有时乳腺癌肿会和乳腺增生同时存在，不能根据“疼痛”排除患癌的可能，定期乳房检查很有必要。

③ 这些年医院都诊断“乳腺增生”，我年龄大了，没必要年年都参加体检了。（错）

解答：乳腺癌的第二个高发期是 70 岁前后，老年女性应该警惕，坚持定期检查。

第二节　乳腺癌的常见表现

引文

国内首次关于肿瘤发生的流调数据报告可以追溯到 1975 年。此后于 2010 年开始国内陆续出现一些有分量的大型人群的肿瘤发病调研数据，受到国际肿瘤界专家高度重视。目前截止到我编写时的最新数据是《北京市 2017 年度卫生与人群健康状况报告》（简称健康白皮书），于 2018 年 7 月 11 日在京发布。谨摘录其中恶性肿瘤的相关数据做出重点展示，供大家参考。

2017 年北京市居民的主要死亡原因仍为慢性非传染性疾病，前三位死因分别为恶性肿瘤、心脏病和脑血管病，其中恶性肿瘤死亡率为 183.76/10 万，心脏病死亡率为 179.27/10 万，脑血管病死亡率为 127.45/10 万。女性恶性肿瘤发病率第一位仍然是乳腺癌。这些数据与全国的调研情况一致，很具有代表性。

所以乳腺癌的早期发现、早期治疗仍然是我们医务工作者的工作重点。尤其是乳腺癌的科普知识的宣传与教育是我们的工作重点，“大医治未病”要求我们加强乳腺癌的预防宣讲工作。

大讲堂

国内外乳腺癌的现状如何？

中国的乳腺癌和欧美的乳腺癌是不一样的，欧美乳腺癌多发生在绝经期以后，平均年龄 62 岁左右。中国和欧美正好相反，中国是绝经前患者占大多数。中国乳腺癌总的高发年龄是 45—55 岁，带月经的人数多于闭经的人数（处于家庭支柱、壮劳力的年龄阶段，对家庭的影响很大），每年的发病率呈现轻度上升趋势。也就是说，会有越来越多的健康女性患病。

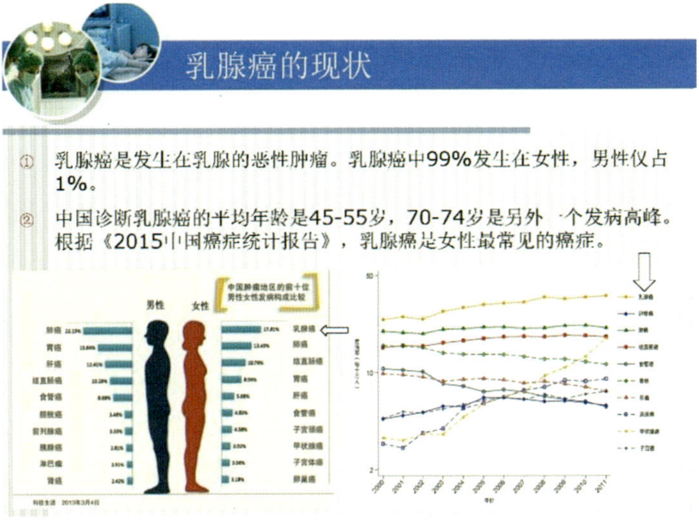

这个严峻的形势告诉我们，40—50 岁之间这段时间一定要严格地在体检中心体检，每年都要做一次，如果乳房本身有病，就要定期（提倡半年一次）在乳腺专科进行检查，千万不能忽略这个问题。

下面普及一些乳腺癌的常见知识，希望对大家有一定帮助。

1. 乳腺癌的常见表现第一个是乳腺肿物。

乳房肿物有的是可以摸到的，不痛不痒是其特点。有的肿物是摸不到的，在体检中发现结节，风险需要乳腺专科医生进行评估，切不可按照乳腺增生治疗或者进行乳房梳理按摩贴膏药等。

下图所示就是乳房里面长的东西，我们称它为“肿物”，又叫“占位”，小的也叫“乳腺结节”。

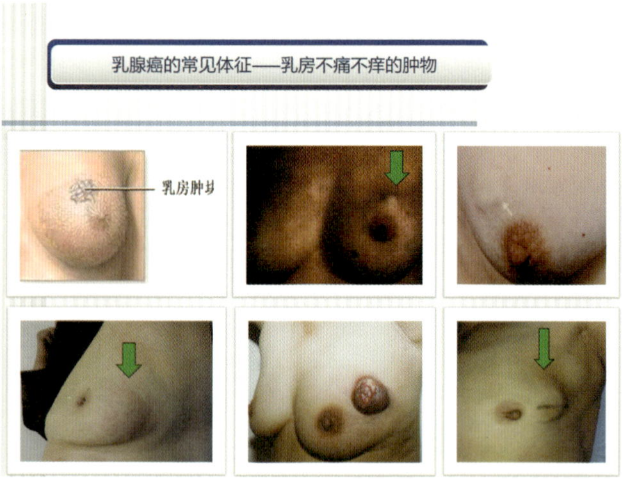

钼靶照相（乳房摄影）对乳腺癌的灵敏度非常高，这是国际上乳腺癌诊断首选的检查方法。当然每个人该不该做乳腺钼

靶是由乳腺科医生来决定的，乳腺科医生是根据您乳房的质地、大小、肿物的位置来决定到底是做钼靶还是做彩超。对于 30—40 岁的亚洲女性来说（体质区别于欧美女性），彩超是首选。先做彩超，如果彩超发现有问题再做钼靶。下图可见：右乳房内肿物影，腋下淋巴结肿大明显。钼靶对于老年女性（脂肪型乳腺）显影更加清楚。

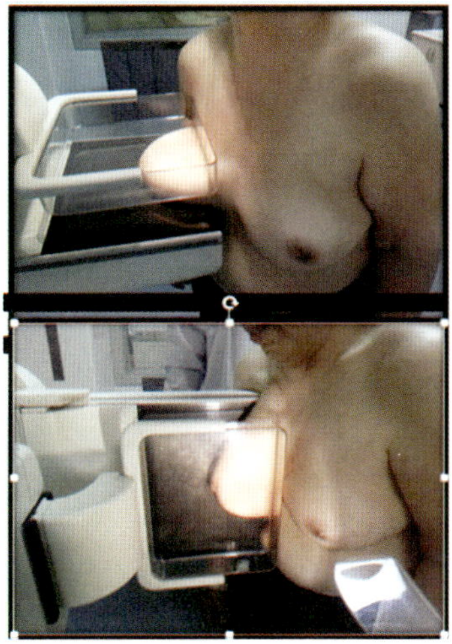

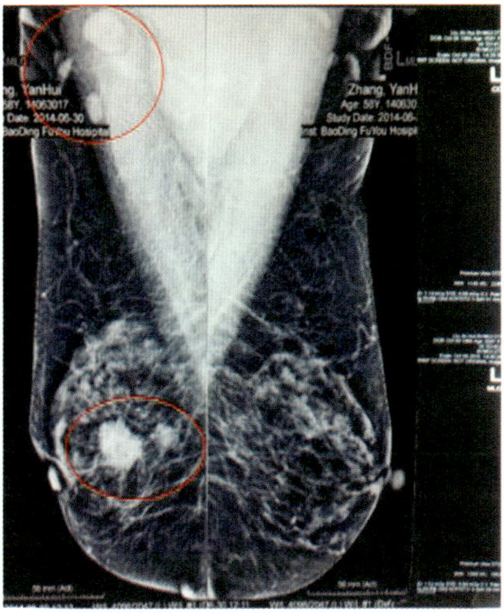

下图是我为基层健康宣传设计的墙报图样，清楚地介绍了乳腺肿物的常见检查方法，及其各自的优点。这些图样读者如有需要可以联系我，将无偿提供您用于基层、农村的教育宣传活动中。

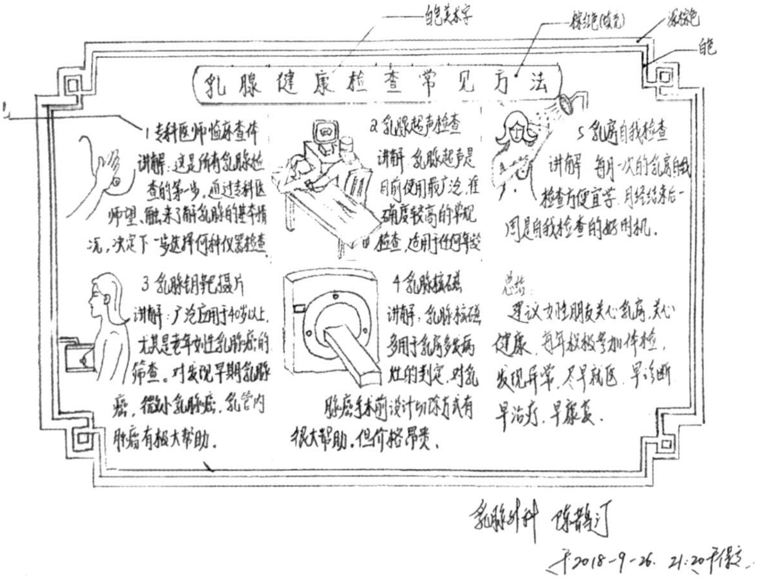

乳腺肿物一旦发现，即使不痛不痒也应该及时到乳腺专科进行检查。

2. 什么是“酒窝征”?

脸上的小酒窝自然是美丽的象征，但是当乳房表面出现小酒窝时，就很危险了。脸上的小酒窝如果长到乳房上就代表里面有可能有肿瘤，由于肿瘤牵拉了乳房里的韧带，引起皮肤的小凹陷，就表现为乳房“酒窝征”。所以说一旦发现“酒窝征”就应该及时去医院就诊。

大家每月检查时都要用镜子照一下是否有“酒窝征”。门诊医生在为女性做检查时，并不是一上来就开单子去做检查，而是需要病人解开内衣做临床体检。我们乳腺科医生首先用眼睛观察乳腺，很多患者会不好意思，不想让医生看，认为直接开一个彩超就可以了。其实，医生看只是为了观察病人的体征。很多患者因为不好意思，不让医生看而失去了很多尽早发现疾病的机会。

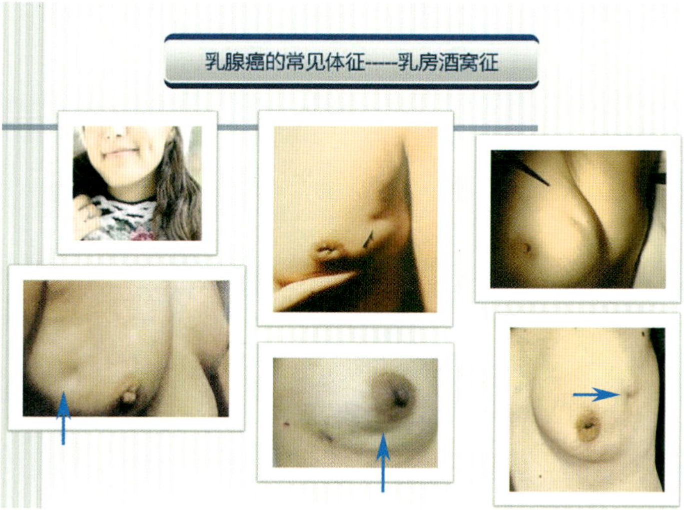

除了肿瘤可以引起酒窝征，炎症同样也可以出现酒窝征。需要专科医生进一步详细检查。

3. 什么是“橘皮征?”

下图所示“橘皮征”是乳房表面出现毛孔增粗、皮肤增厚，像橘子皮一样，这样的改变发生在乳腺上我们管它叫“橘皮征”或“橘皮样变”。“橘皮征”也是乳腺癌的一种特征性表现，如果在检查的时候发现自己有这种现象，一定要到乳腺专业科室就诊。

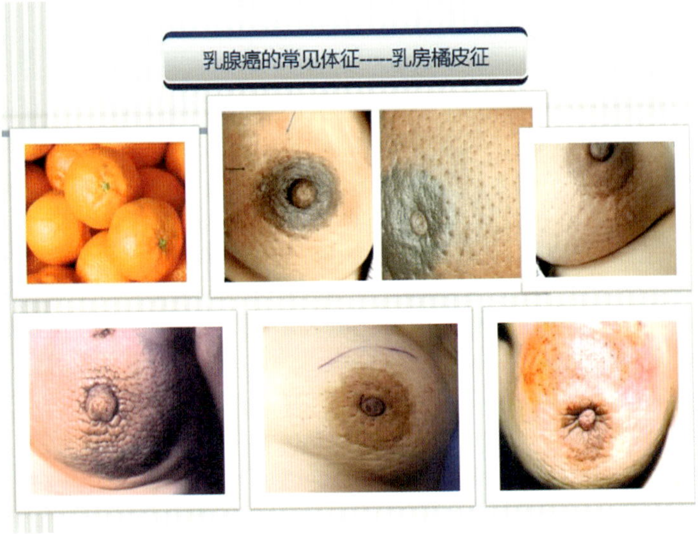

4. 什么是“乳头糜烂征?”

“乳头糜烂征”指乳头、乳晕区的皮肤糜烂，就像皮肤病一样的现象。乳头、乳晕老是痒，用力抓，形成了一大片红斑但还是痒，到皮肤科看抹了很多药仍不见效。其实这是一种特殊的乳腺癌。发生在乳房上的任何异常，都应该让乳腺科的医生诊治，乳腺科医生确定不是乳腺癌后再到其他科治疗，这是一个原则。

看下页图左下角蓝色箭头，整个乳头乳晕因为骚痒都抓掉了，抓没了，形成了这种大圆形红斑，这是皮肤抓伤的痕迹。其实这就是特殊类型的乳腺癌，我们管它叫派杰氏病。

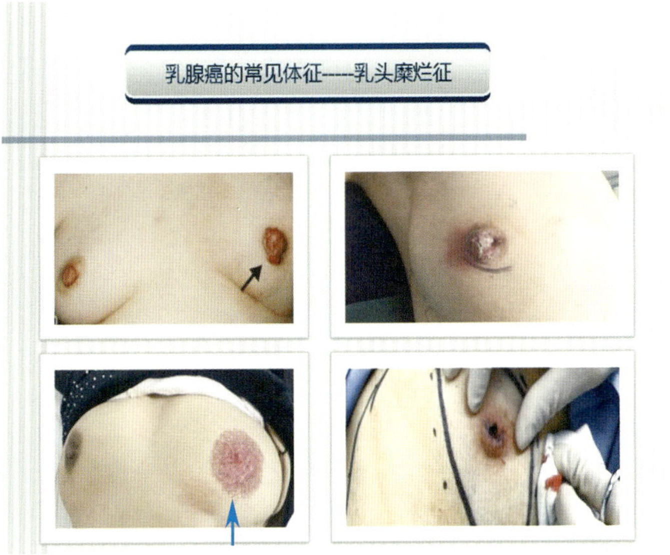

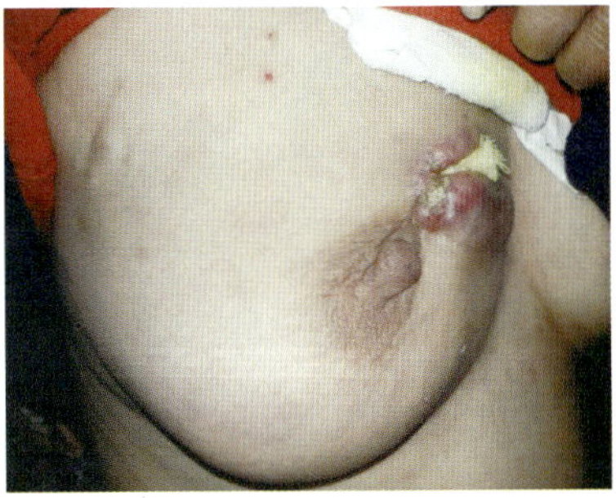

还有一种是乳房的皮肤溃疡经久不愈，老是到皮肤科去看，去外科诊所换药，其实是个乳腺癌。如右图所示。

所以我一再强调，乳腺上出了毛病先要到乳腺科看，乳腺科看完了以后再说别的事。

包括我经常跟别人说，不要说是乳腺出问题了，就连女性腋下摸到肿大淋巴结了，也应该先到乳腺科看。为什么？因为腋窝有肿大淋巴结，有的时候就需要外科手术取活检，而这个腋窝手术做得最多的学科就是乳腺科，因为乳腺科每一位乳腺癌的病人都需要做腋窝淋巴结清扫或者前哨淋巴结活检，所以腋窝的解剖结构乳腺科比任何一科的医生都有话语权。乳腺外科的医生做的腋窝手术例数是最多的。您到乳腺科去看病，如果一位专家把乳腺摸一摸并没有摸您的腋窝，就说明他不专业。乳腺科的医生看病，首先是从腋窝开始摸起，然后才去给您检查乳腺。

5. 什么是“乳头溢血”?

“乳头溢血”也是一个非常重要的体征。如果没有外伤、乳房按摩梳理等物理性损伤原因的话，乳头溢出血色、棕色、褐色、黑色等溢液，就需要到乳腺专科进行诊治了。

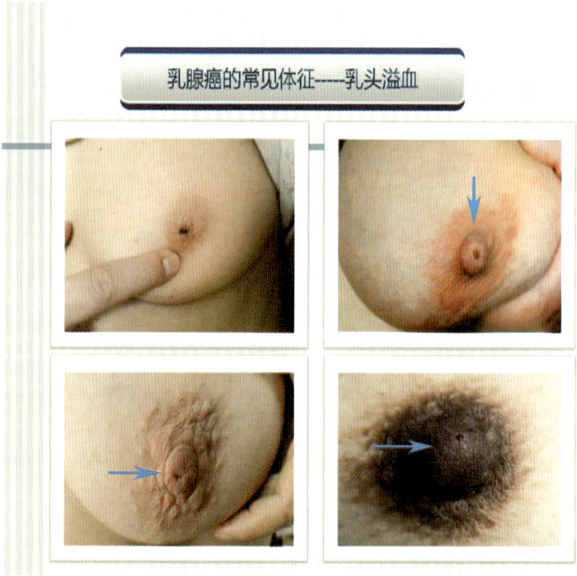

导管内乳头状瘤是乳头溢液溢血的常见良性疾病，它的恶变率不小，我的大型乳腺疾病资料库中案例比比皆是，恶变的乳头状癌往往伴有乳头状瘤不典型增生，术中冰冻病理分辨困难。如下图。

术中冰冻结果：

右乳导管内乳头状瘤：考虑乳腺导管内乳头状瘤伴导管上皮不典型增生，待石蜡必要时免疫组化；
印片未见恶性细胞。

镜下所见：

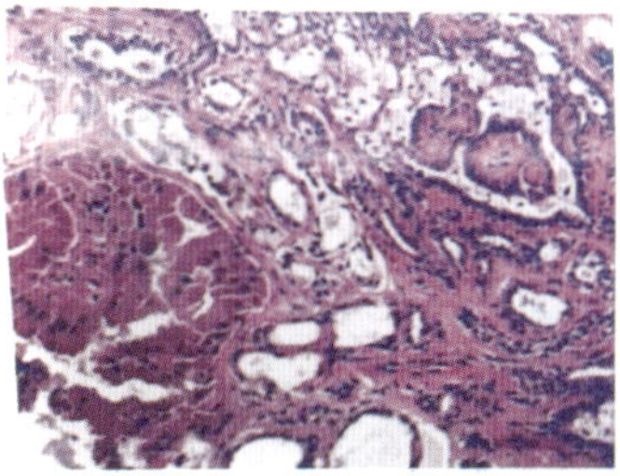
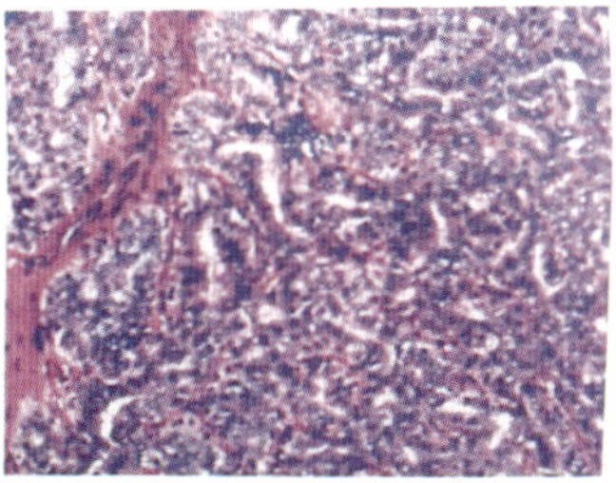

病理诊断：

（左乳肿物、右乳肿物）均为乳腺导管内乳头状瘤，（左侧）小灶导管上皮不典型增生；
免疫组化：
左乳肿物：Calponin（小灶肌上皮-）、CK5/6（+）、ER（70%强阳）、P63（小灶肌上皮-）；
右乳肿物：Calponin（+）、CK5/6（灶+）、ER（40%强阳）、P63（+）。

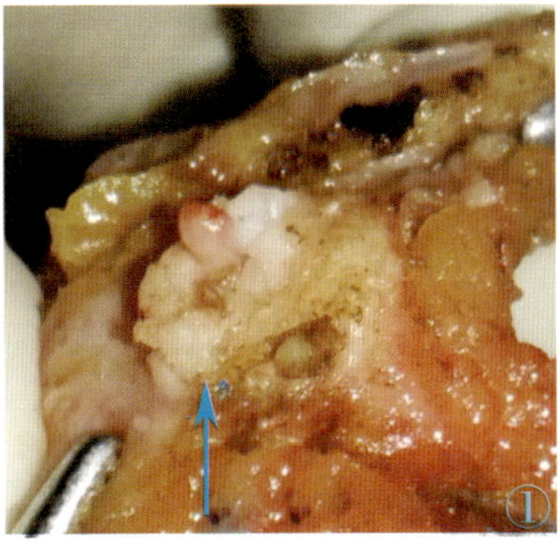

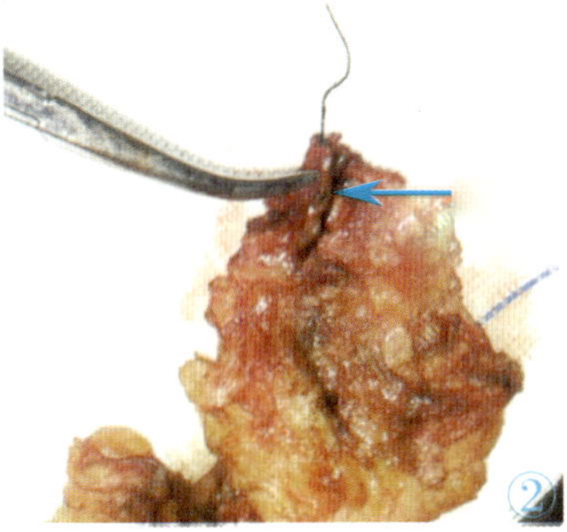

上面两幅彩图为：导管内乳头状瘤引发乳房溢血。左图①

为放大细节图，米粒样瘤体清晰可见（蓝色箭头）。右图②可见溢血的导管全程（蓝色箭头），其内有突起的小小瘤体。导管内乳头状瘤的真实图片比较珍贵，对照相技术设备要求较高，我不得不经常更换像素更高的手机（自费的，学医需要长期的家庭经济投入，学习周期长，买书多，考试多，培训多，初期待遇低于同期的其他理工专业，所以高级医生多来自医学世家或家底殷实的家族）。

导管内乳头状瘤是一种良性肿瘤，时间迁延后容易恶变，肿瘤开始体积很小，像“米粒样”，一般的彩超不容易发现。我的经验是：瘤体增大致 1 厘米时，恶变的概率已经非常高了。

早期导管内乳头状瘤可以表现为乳头溢液（见下彩图蓝色箭头）。彩超可以发现“乳管扩张”，伴随或不伴随管内占位。钼靶下乳管造影提示“充盈缺损”。

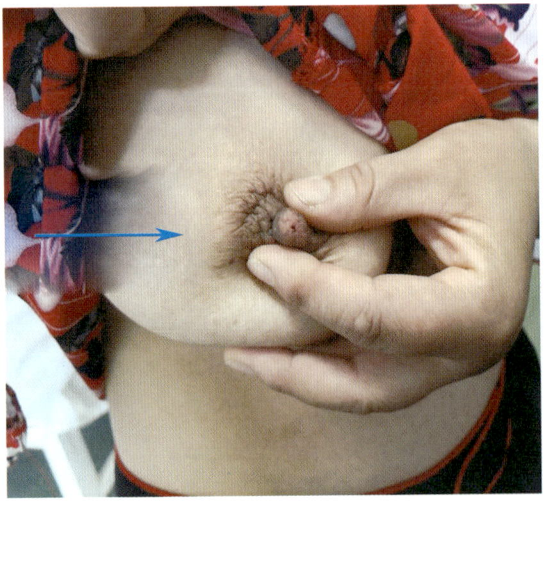

医学小贴士

以上是乳腺癌的常见的典型体征。但是临床上乳腺癌是千变万化的，许多不典型的乳腺癌常常被误诊为乳腺增生。原因之一可以参考下图：

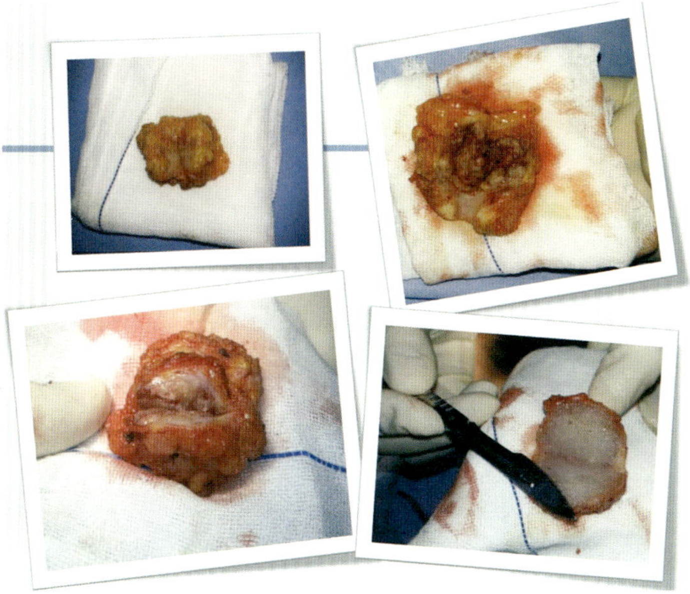

上面彩图均是乳腺癌肿（乳房肿物），但是细心观察您会发现，每个癌肿的密度结构均不同，这样会导致乳房触摸时肿物的软硬度均不同。同时，肿物在钼靶照相、彩超下也会表现出不同的结果，导致各级医生诊断失误。

乳腺癌是一种常见的疾病，但是对临床经验要求很高，因此就诊时建议一定要选择具有乳腺专科的医院较为妥当。因为只有就诊数量达到一定程度时，医院才会成立专业科室。专业科室的临床经验都是长期接诊积累出来的，尤其在早期乳腺癌的诊断方面优势尤其明显，误诊率低。

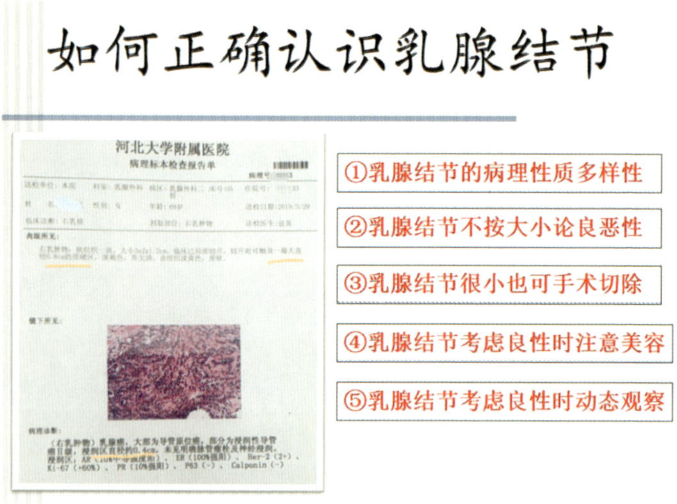

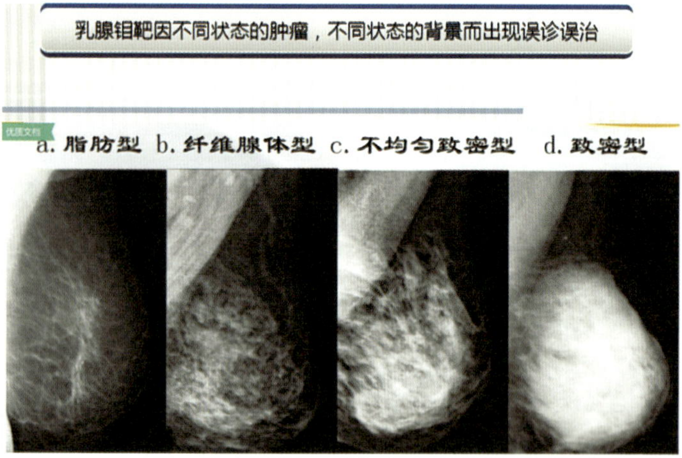

第三节　乳腺癌的预防

引文

乳腺癌的预防是指：通过一些手段来降低乳腺癌的发病率，进而来降低乳腺癌的死亡率。

手段包括：① 远离各种环境致癌风险因素。② 预防心理健康疾病的发生。③ 改变不良生活方式，适当的运动（不是过度运动）。④ 保持精神愉快。⑤ 针对极高危人群或者癌前病变采用一定的医疗干预手段来降低乳腺癌的发病风险。

世界卫生组织（WHO）认为 40%以上的癌症是可以预防的。因此乳腺癌预防应该贯穿于日常生活中并长期坚持。

大讲堂

既然给大家讲述了几个简单的乳腺癌的体征，那么我再来给大家说说乳腺癌应该如何预防？这可能也是大家最希望听到的。

如何做好乳腺癌的预防？

做到乳腺癌的预防，需要有一个良好的生活方式，这个很重要。良好的生活方式就是按时起床，按时睡觉，按时吃饭，按时上班，按时劳作。人的生命在于运动，整天躺在床上什么事都不做肯定不是一个好的生活方式。所以说每位女性都应该有一个良好的生活方式，该上班上班，该休息休息，把注意力放在有意义的事情上，不要每天盯着琐碎的令人不悦的事情，这就是良好的生活方式。此外，不要过度劳累。当然，这段时间有工作任务了，肯定是要去努力完成，但是不要自己给自己加一些“特殊的班儿”，比如说熬夜看电视连续剧、聊天、玩游戏，这些都特别不好。早睡早起是最好的。

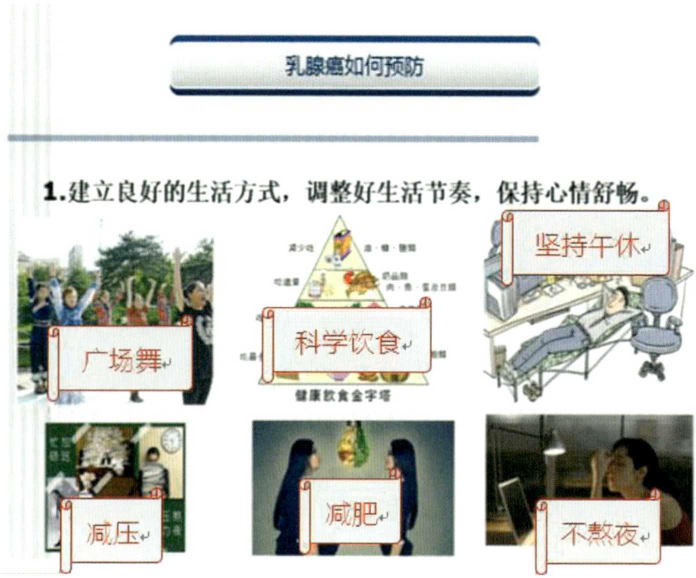
乳腺癌如何预防
1.建立良好的生活方式，调整好生活节奏，保持心情舒畅。
广场舞
科学饮食
健康饮食金字塔
坚持午休
减压
减肥
不熬夜

第一，午休是女性最好的休息方式，每天中午休息20—30分钟就非常好，不需要睡得时间太长，因为睡得时间太长就进入到了深睡眠状态，到了深睡眠状态就会影响夜间的休息，同时醒了以后会出现头昏脑涨的情况。休息的方式最好是平卧，不建议大家趴在办公桌或者课桌上休息，那样对颈椎腰椎都没有什么好处。

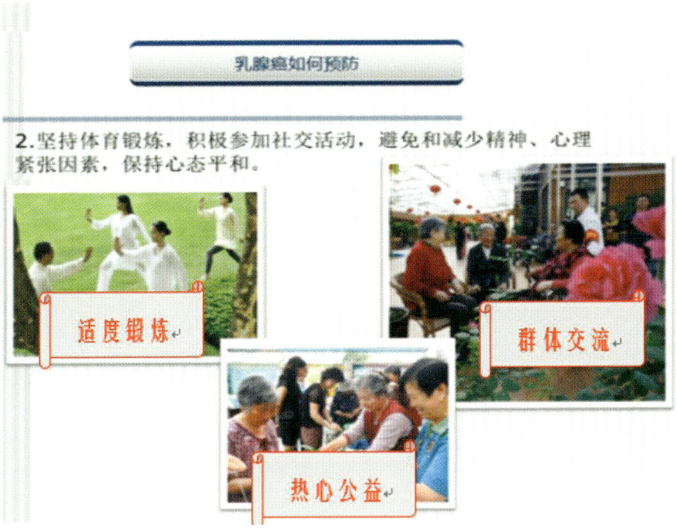
乳腺癌如何预防
2.坚持体育锻炼，积极参加社交活动，避免和减少精神、心理紧张因素，保持心态平和。
适度锻炼
群体交流
热心公益

尤其要避免夜间熬夜，熬夜对乳腺是最大的损害，乳腺有自我修复的功能。每次月经过后，激素水平下降，乳腺进行自我修复，把增生的部分修复好，这样就不肿痛了。它的修复时间是晚上 11 点到凌晨 5 点，所以说大家一定要保障这个时间段内有一个好的睡眠。当然如果遇到倒夜班我们肯定是做不到，但是只要不是倒夜班的情况就不要熬夜，一定要休息好。

第二，女性虽然压力特别大，但还是要坚持每周至少要有两次 150 分钟以上的有氧体育锻炼，这样对大家的身体是非常有好处的。

积极参加社交活动也非常重要。多参加活动可以开阔眼界，眼界开阔以后对事物的认识就会更加清楚明白，就不会因为小事而想不开。眼界开阔了问题就解决了，问题解决了心情就好了，心情好了身体就健康了。希望女性朋友可以走出家庭，多参加一些社交活动。男性下了班心情不好，肯定不愿意回家，会选择去喝酒聚会，虽然喝酒也会伤害身体，但是喝酒的过程压力释放又有利于他的身体。所以社会上常常说“这位老兄平时又抽又喝，活的还挺长寿，这是为什么?”因为他减轻了压力，他把压力给释放出去了，调节了心情，提高了免疫力，避免了肿瘤，从某种角度上来说他延长了寿命。

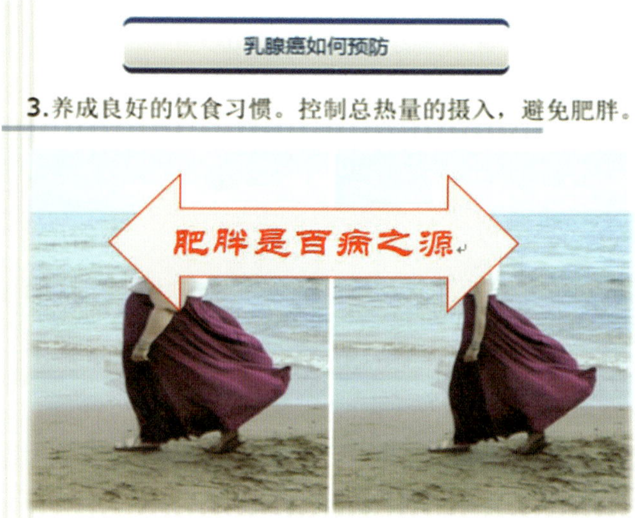

第三，养成良好的饮食习惯。饮食习惯关系到您身体是否健康，还是那句老话“病从口入”，每天吃得很健康身体就很健康，如果摄入过多热量在体内代谢不出去就会变成脂肪沉积到血管，血管就会堵，一旦堵到心脏上，心绞痛就出来了，将来就要下心脏支架。哪来的这些脂肪？每天都炒菜、吃肉、吃各种各样的甜食、美味，从嘴巴吃进去的油太多了，这不是什么好事。所以说只要控制总热量就不会肥胖，不肥胖内分泌就不会紊乱，因为过多脂肪还会转化为雌激素，越胖的人雌激素就越高，雌激素水平越高就越容易得乳腺疾病。所以说控制体重是非常重要的。

我认为控制体重的方法就是管住嘴，我不同意迈开腿。为什么我不同意迈开腿呢？因为肥胖的女性体重太大，关节压力太大，迈的腿越大，关节的损伤就越大。只要管住嘴，很快体重就会下来了。如果管不住嘴，腿迈得再快，体重都减不下来，相反会吃的更多。我观察过很多人，也咨询过很多人减肥的失败经验，都是迈得开腿管不住嘴。所以说每次把饭拿上来，然后减掉一半端走。不要和大家一起吃“大锅饭”，把饭盛出来量化，体重很快就能降下来。另外，少吃炒菜、咸菜、辣酱等下饭伴侣，蒸、煮食材最值得推荐，保留食物本身的味道，又有利于健康。

第四，积极治疗乳腺疾病。当您的乳腺有了疾病，就积极去治疗，乳腺疾病就到乳腺专科看。每半年至一年进行一次乳房体检这样是非常安全的。有了病不要躲。

第五，不要随意用外源性的雌激素。不要自己随便使用雌激素，包括一些特殊的化妆品也要少用。

第六，不要过量饮酒。饮酒本身对女性来说并不是好事，吸烟饮酒都会增加疾病的发生风险。

第七，要定期做乳房的自我检查。方法就是面对一面镜子，看双侧乳房的外形，如皮肤、乳头、乳晕的任何外表改变，是否有皮肤的凹陷，皱褶及乳晕色泽的变化。检查时四指并拢伸平，以乳头为中心按外上、内上、内下及外下四个部位依此顺序轻轻抚摸移动，触摸乳房各个部位，而不是捏，因为捏会把乳房内腺体当成肿块，垂直旋转。最后检查乳头，挤一挤看看

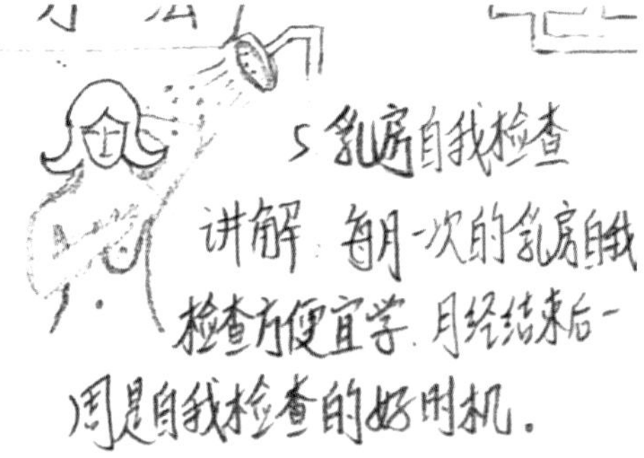

有没有异常流出液体，如果是无色或是乳白色就不用紧张，如果是棕色或者是血性的，就要马上到医院看医生了，因为乳腺增生乳头溢液绝不会是血性的。

医学小贴士

恶性肿瘤的病因预防称为一级预防，通过筛查早期诊断肿瘤而提高肿瘤治疗效果称为二级预防。

在乳腺癌高危人群中我们要开展定期的专科医生检查的制度。

什么是高危人群？指的是您的母亲，或者是您的母亲的兄弟姐妹，或者您自己的兄弟姐妹，已经得了乳腺癌，甚至您的家族中经常发生各种各样的肿瘤患者，您和她有血缘关系，这种有血缘关系的人，患乳腺癌的概率对比常人有可能是两倍或者是三倍。但您不一定必须发病，只是您有可能发病，在同样的不良刺激下，您最先扛不住，先出现疾病，这就是高危人群，需要定期检查。

在体检过程中，我们如果发现您有肿瘤样的增生，有病理性的增生，就会提醒您们要定期的检查，千万不要忽略。我经常和患者说：我要求您半年来一次门诊，实际上每次来我也没做过多的检查，我总是摸一摸、看一看，最多做一个彩超也就

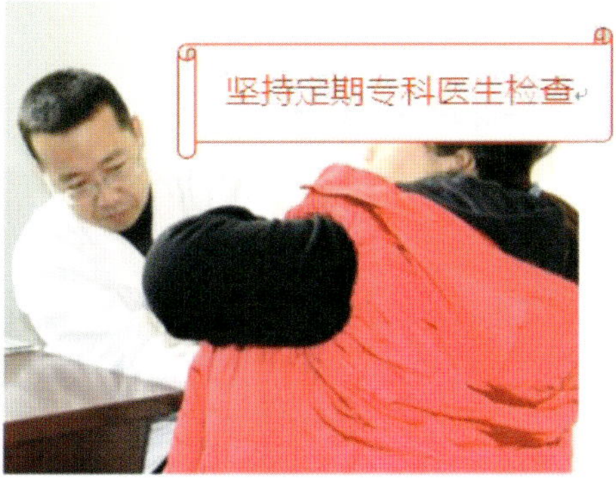

算了，并没有做过度的检查。但是有些同志就特别的害怕来医院，害怕查出问题，老百姓常见的误区："没事别去医院，一去准没好事！"一年也不来，两年也不来，这样实际上是对自己的不负责任，一定要提前来，发现问题提前处理。

专科医生检查的制度是什么意思？

这个制度指的是，不同学科的医生，从事不同学科的诊治，不建议跨学科诊治。复杂的情况也不建议全科医生做出最终判定。好比，脑外科医生告诉您可能是椎间盘突出，妇产科医生告诉您是乳腺增生，没事。这样误诊的风险就存在了。

许多朋友看病喜欢找老乡、找熟人，到了医院喜欢找个熟人插队检查。有时候您的熟人很负责任，带您找到相关领域的专家看病。但是，有的熟人医生自己就敢在自己工作范围之外的领域拍板做诊断，这样就不好了。我建议一定要让患者转诊到专科医生手里才更好。

误区：

① 每天都要坚持锻炼，跑步、自行车、快步走1万步。（错）

解答：我认为，锻炼分为：肉身锻炼和神识锻炼。

肉身锻炼就是"体育锻炼"，练肌肉、练心肺功能、练协调性，同时，磨损关节，增加心脏负担。（适合年轻人）

神识锻炼就是“精神锻炼”“精神交流”“记忆力锻炼”“心理交流”等等。神识锻炼主要依靠：学习新知识，参加社交活动、读书、聚会等等。

我的这种定义，就是告诉大家，不同的年龄、不同的身体应该选择适合自己的锻炼方式。目前，许多老年人、肥胖人还在不停地快走、跑步，磨损关节、吸入更多的尾气，这样是不会增寿命的。许多长寿老人都是生活在环境好、安静的地方，适度劳动，喜欢和年轻人交流（神识锻炼法）。

我认为：年龄大了应该加强“神识锻炼”，预防“老年痴呆”，与人交流，享受欢乐，这样才能提高免疫力，预防肿瘤。

第四节　乳腺癌的常见治疗方法

引文

近10年来，随着基础医学的快速发展，极大地改变了乳腺癌的治疗手段，影响了乳腺癌治疗的决策。许多“过去的医学认识”已经跟不上时代的进步，许多传统的治疗方法也发生了翻天覆地的改变。一名乳腺科专家如果两年没有继续学习、开会交流，就会面对青年医生的提问无所适从。我每年参加各种学术交流多次，往往还来不及牢记刚刚推出的临床试验结论，更新的试验就会脱颖而出，令人眼花缭乱，不由得感叹：当下的医疗界，每年不开会都活不下去啊！

对乳腺癌生物学行为认识的不断深入，以及治疗理念的转变与更新，乳腺癌的治疗进入了综合治疗时代，形成了乳腺癌局部治疗与全身治疗并重的治疗模式。

医生会根据肿瘤的分期和患者的身体状况，酌情采用手术、放疗、化疗、内分泌治疗、生物靶向治疗及中医药辅助治疗等多种手段，而不是来了就手术的单一模式。

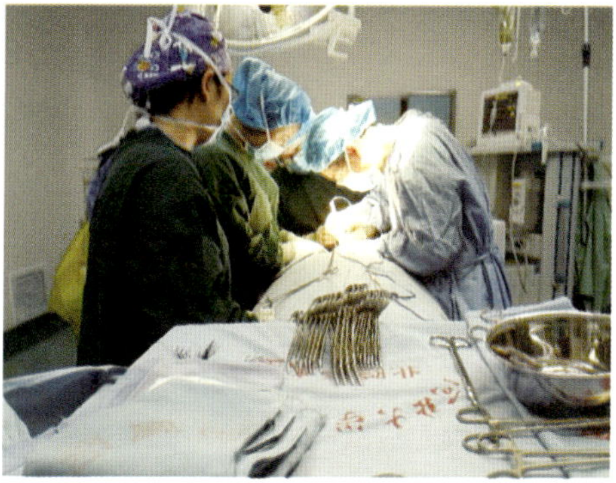

外科手术在乳腺癌的诊断、分期和综合治疗中仍然发挥着基石作用。当然许多新设备的推出，挑战了外科的地位。例如：活检枪、穿刺针的推出，使得传统手术切检的例数开始下降；早期癌的发现率提高导致改良根治术的数量急剧下降；前哨淋巴结活检技术的开展使得腋窝不必都进行清扫；乳腺假体的推广导致自体组织移植手术例数的下降。人们越来越注重整形美容手术在乳腺癌患者中的开展，要求既治疗疾病又有美观的效果。

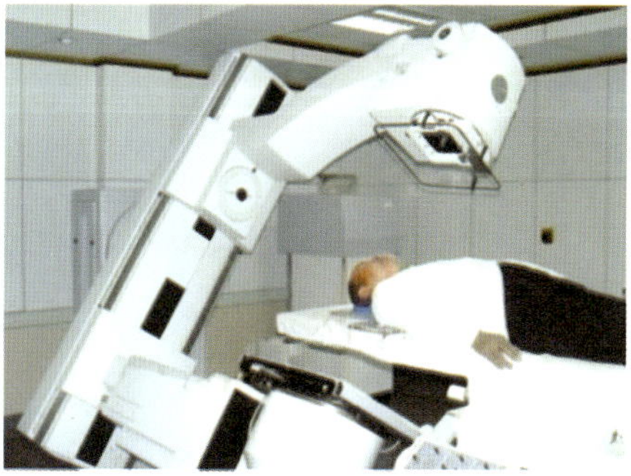

放疗是利用放射线破坏癌细胞的生长、繁殖，达到控制和消灭癌细胞的作用。放疗新设备、新技术的发展更是和物理、机械科技的进步同步，当然好的设备价格昂贵，不是一般的地区能够拥有的。手术、放疗均属于局部治疗。

化疗目前仍然是主要的治疗手段之一。是应用抗癌药物（输液或口服）抑制癌细胞分裂，破坏癌细胞的治疗方法。新的

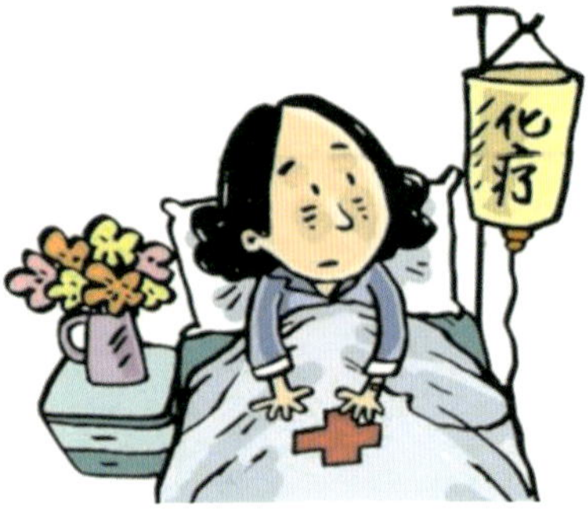

化疗药物近些年推出不多，仅仅是改变剂型降低毒性的药物较多。化疗科专家的注意力全部集中在后面的分子靶向治疗药物和新的免疫治疗药物上了。化疗本身具有一定的毒副作用，但是医生会根据情况让患者在能够承受的范围内治疗。化疗同时也具有抗药性的问题，有部分肿瘤对化疗不敏感，疗效不佳。

内分泌治疗是采用口服或注射药物或手术去除内分泌腺体的方法来调节机体内分泌功能，减少内分泌激素的分泌量，从而达到治疗内分泌依赖性乳腺癌的目的。内分泌治疗方便、经济，适合家庭治疗，目前广为使用。但是，不是所有乳腺癌都适合内分泌治疗。

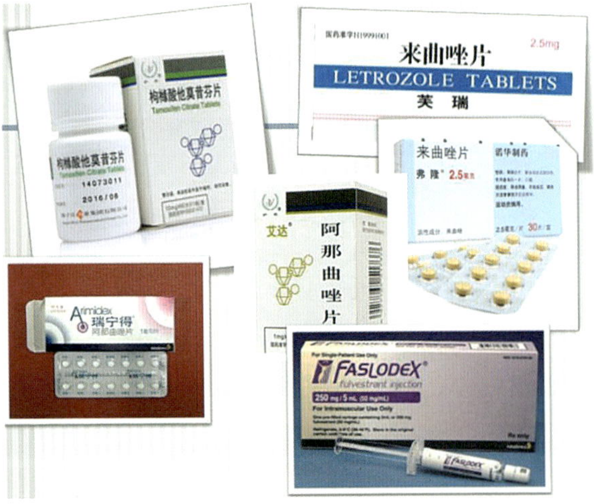

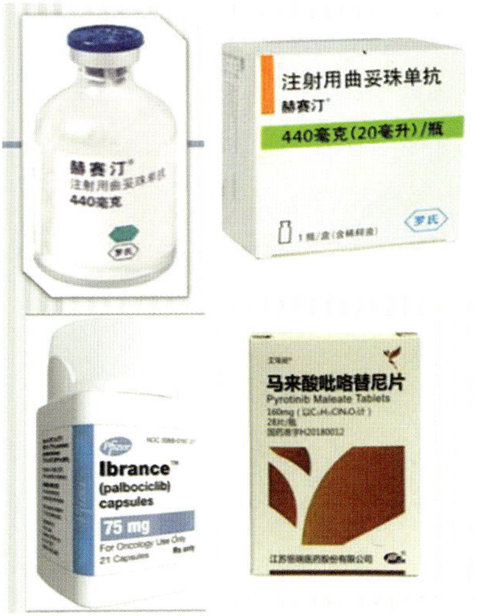

分子靶向治疗是近年来最为活跃的研究领域之一，与化疗药物相比，是具有多环节作用机制的新型抗肿瘤治疗药。靶向药物每年都有新药推出，带给大家无穷希望。但是药物昂贵，某些药物毒副作用尚无法有效控制，用药控制后再发的机制尚未彻底搞清楚。但是，普遍认为，未来可能会取代化疗的治疗地位。

中医与中药治疗肿瘤是有所区别的。中医自成理论体系，强调调节与平衡的原则，活血化瘀、恢复和增强机体内部的抗病能力，从而达到阴阳平衡治疗肿瘤的目的。中药的现代化、机制及药理学研究的进展，促使了抗肿瘤中药的良好前景。我认为中药中有许多有效成分需要我们进行研究，同时复方后药理学的变化也是研究的未知区域，应该加大这些领域的科学研究，促进祖国医学的发展。中医治疗肿瘤疗效差异很大，主要原因在于医生的水平高

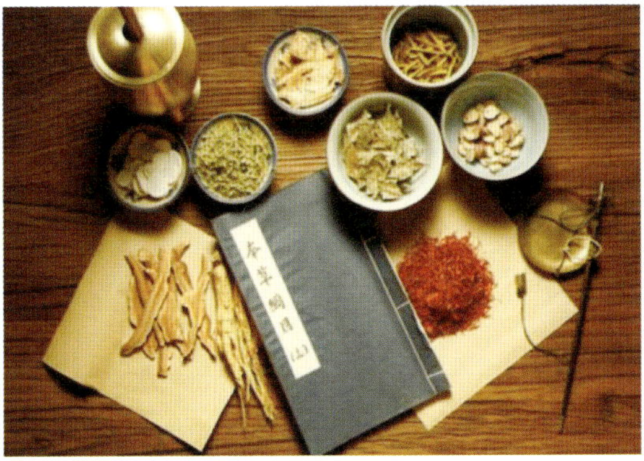

低不一，无法像西医一样标准化，名医散落民间，技术失传现象严重。同时中药的药效差别很大，草药市场标准化程度不足，同样一个方子，药物的有效成分会有很大不同，所以治疗效果也会差异很大。

大讲堂

随着乳腺癌的早期诊断率越来越高，乳腺外科的首要地位越发坚实。除了少部分晚期转移性乳腺癌，多数乳腺癌的患者都需要外科治疗。既然给大家讲述了医学手段的日新月异，那么我再来给大家说说乳腺癌外科的一些理念更替，这可能也是大家最希望听到的。

1. 诊断乳腺癌都必须切除乳房才行吗？

首先，这是诊疗过程中很多患者及家属都很关心的问题。很多患者到医院后告诉我，之所以不愿意入院治疗是因为不想切除乳腺。我说："没有人告诉您乳腺癌就一定要切除乳房啊？"她说："是我本村的大妈说的，得了乳腺癌就一定要切，而且我们村的 3 位乳腺癌的病人都切除了。"她们的理由非常充分。我说："对，过去是这样。在 5—10 年前，乳腺癌的病人都要进行乳房切除，乳房切除的比例占所有治疗的 95％以上，乳腺癌乳腺切除这是一个常识。但是现在这样说就不对了。"在欧洲、在美国等发达国家，乳腺癌的保乳手术百分比已经达到了 70％—80％。我所做的乳腺癌保乳术的患者多年后复查一直很好，大家都很满意。

乳腺癌保乳术（保留乳房的乳腺癌根治性手术）是目前乳腺癌患者就诊时首先要考虑的手术方式。

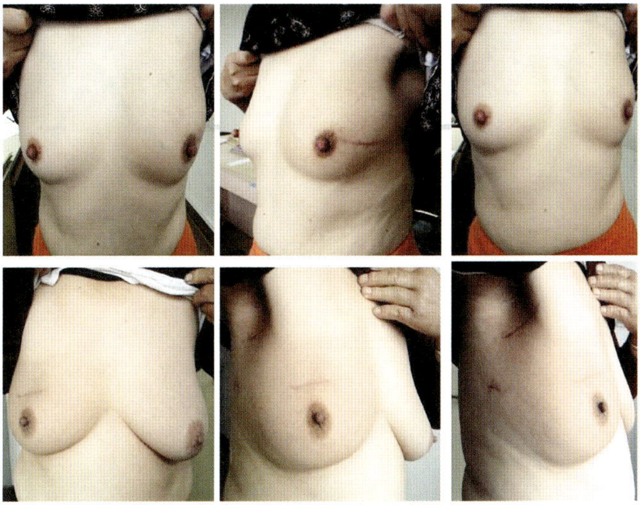

现在乳腺癌的治疗，如果病变够早，经过科学评估，乳腺癌手术中的保乳术是主流的，不但要保乳，可能还要保留腋窝淋巴结。

下面彩图就是我所做的乳腺癌保乳术。

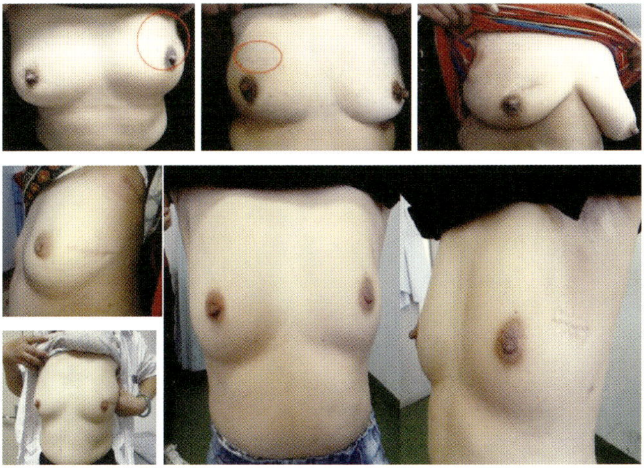

2. 乳腺癌手术都需要清扫腋窝吗？

过去的外科医生治疗乳腺癌都需要进行乳房切除＋腋窝清扫（改良根治术），许多老医生至今保持这些治疗习惯。

但是，当前的研究证实，许多腋窝淋巴结没有转移的患者是不需要手术切除腋窝的。而且，一旦腋窝清扫以后，患侧上肢功能、手的劳动功能就会受损。一干活，小部分患者这个手臂就容易水肿，甚至夜间会出现持续性上臂和肩部疼痛。严重者出现“橡皮肿”，没有良好有效的治疗方法，非常痛苦。

下图所示：上一排左侧患者左臂肿胀，皮肤潮红，这是淋巴管水肿伴有急性炎症（红色箭头）。右图左手肿，称为“橡皮肿”（灰色箭头）。

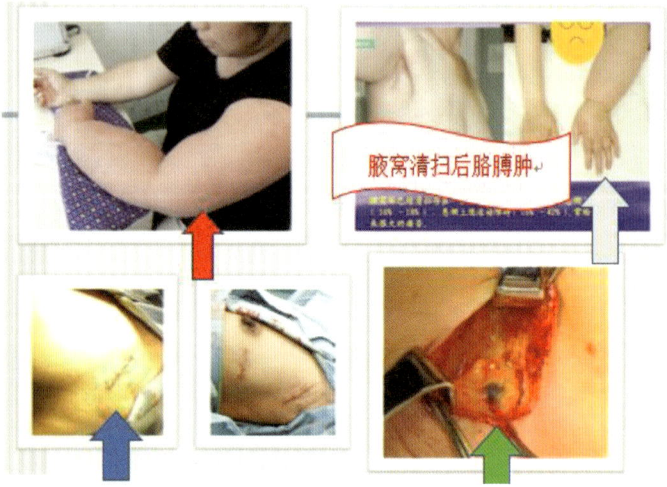

下排左一左二均为腋窝活检（蓝色箭头），右一为手术中显示的前哨淋巴结（绿色箭头）。所以，现在乳腺癌手术尽量要保

留乳房正常的组织、保留腋窝，甚至有些年轻的人，要做乳腺的成型、乳房的再造。有些癌肿很大，保留不了乳房，医生还要给她再做一个乳房再造，所以说，现在的医疗水平跟过去是完全不一样的。

发现乳腺癌必须马上手术吗？

下图是一位就诊患者治疗前后的乳房摄影片子，左侧上下两图显示患者治疗前，局部肿瘤体积很大（图中蓝色箭头所示），皮肤受侵增厚，患者及家属急于手术入院。右侧上下两图显示肿瘤缩小了很多，皮肤水肿也消退了。

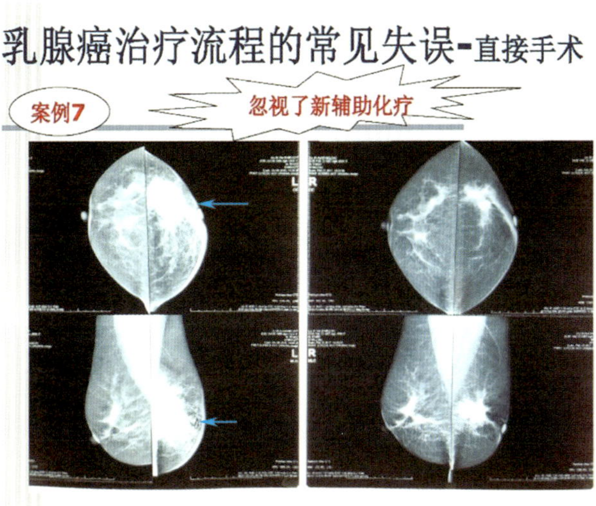

这名患者没有手术，而是选择了术前化疗。术前化疗是为了使肿瘤缩小，方便手术彻底切除，同时可以筛选出适合这种癌肿的化疗药物，观察化疗疗效，判断预后（视为体内抗肿瘤药物敏感实验）。

其实，患者同意术前化疗也是我反复做心理工作的结果。很多患者及家属错误地认为，只要是乳腺癌，发现必须马上手术，否则就是耽误了。

现代研究证实，术前新辅助化疗对于局部晚期的乳腺癌会增加整体治疗的效果，延长无病生存期。

患者及家属的医学观点往往与医生的不同，这就是理念上的不对称性，往往是医患矛盾的潜在导火索。

医学小贴士

现代医学证实，乳腺癌属于全身性疾病，早期病灶局限于乳腺内，整体来说，乳腺癌手术切除范围的大小，对患者总的预后影响不大。现代外科治疗的原则是在保证疗效的同时，注重保存和改善患者的生存质量（功能与外形），反映在乳腺癌的治疗上，就是手术切除范围日趋缩小。

早期的乳腺癌，施行保乳手术＋放、化疗的综合治疗，无论在局部和区域控制率方面，还是在长期生存率方面，均与根治术或改良根治术相同，保乳术及术后综合治疗已成为治疗早期乳腺癌的首选方法，多个临床试验证实是安全可靠的。

新辅助化疗是指在实施肿瘤的外科手术前，所做的全身化疗。目的是使局部较晚的癌肿缩小、及早杀灭看不见的转移细胞，杀伤体内增殖期癌细胞，以利于后续的手术操作，降低手术难度，提供保乳的机会，同时也相当于做了人体肿瘤药物敏感试验，为后续选择合适的化疗方案做了初步判定。

对于早期肿瘤患者通常可以直接选择手术治疗，并不需要做新辅助化疗。而对于晚期肿瘤患者由于失去了做手术的机会，通常采用的化疗称之为“挽救性化疗”“姑息性化疗”等等。

晚期癌症患者的间断“节拍化疗”辅助中药调理也是我极力推荐的治疗方法。肿瘤晚期往往是不可治愈的，如何减轻痛苦、缓解症状、延长生命是我们医生首先要考虑的。不管患者经济条件如何，尽量找出适合患者的治疗方案及药物。经济条件差，也要选择一些便宜的口服药物治疗，这对患者及其家属来说也是一种精神上的安慰。

坊间误区总结：

1. 所有乳腺癌患者手术越早做越好。（错）

2. 乳腺癌一旦化疗就完蛋了，死得快。（错）

3. 乳房里不痛不痒的肿块不要紧，可以观察看看。（错）

4. 乳腺癌晚期，全身转移，没有治疗价值。（错）

5. 家里穷，没有治疗的方法。（错）

许多乳腺癌治疗实验是免费开展的；一些传统口服的抗癌药物价格便宜，可以配合一些便宜的中药治疗。我建议同行医生，除了关心《指南》上的正规治疗，对待穷苦患者，也要采取“非正规、减量的治疗手段”，尽力为患者提供其力所能及的治疗方法，体现出医生的高尚人文情怀。

6. 乳腺癌必须切除乳房才不会复发。（错）

第五节　常见问题答疑

我出生于医学世家，祖籍广东潮州，祖代经商行医，1996年大学毕业参加工作至今，就个人行医中常见的乳腺相关问题总结如下，这些问题都是非常有代表性的，希望对读者有所启发。

1. 请问赫赛汀能保证乳腺癌不复发吗?

赫赛汀这个药是一个分子靶向药，属于进口药。乳腺癌细胞有很多信号通路，这个赫赛汀是其中的一个 HER2 靶点的阻断剂，它可以把信号通路阻断，阻断后增殖细胞就不增殖了，所以赫赛汀是一个专门治疗 HER2 阳性型乳腺癌的一种特效药。

但是这种特效药只是一个单靶点的药，它只是对 HER2 阳性乳腺癌的患者有效。HER2 阳性乳腺癌患者用药后可以受益，可以延长她的生存期，减少复发率。但是肿瘤细胞往往是非常狡猾的，它除了这一个靶点外还有很多的靶点和很多的增殖通路。当您这个靶点被堵住以后过段时间它又会启动其他的靶点，所以赫赛汀这个药物不能保证乳腺癌治疗后不会复发。它对乳腺癌有一定的治疗价值，可以降低它的复发率，延长生存期，改善它的愈后，甚至有些复发的患者用了赫赛汀以后还能够有效，还能缓解，但是它不能够逆转乾坤，不能够将乳腺癌患者变为完全健康的一个人。

2. 请问乳腺癌手术了，术后一定要做化疗吗?

很早以前，老专家们根据肿瘤的状况分为早中晚三期：通指早期是肿瘤局限在乳房内。中期指肿瘤体积较大，腋窝有肿大淋巴结的。这两种可以手术治疗。晚期指有锁骨上淋巴结转移或肝转移、肺转移、脑转移无法手术的患者。当时认为手术后都必须辅助化疗。

当前医学研究进展很快，乳腺癌除了进行 TNM 分期之外，同时参考乳腺癌分子分型，把乳腺癌的复发风险分为 3 种。其中低复发风险的不需要化疗。中高风险的需要化疗。如果拿不定主意，低复发风险的患者还可以做 21 基因检测来决定是否化疗。所以，部分乳腺癌术后患者不需要全身化疗。

3. 家属得了乳腺癌，应该如何选择就诊医院?

就目前国内医疗状况而言，肿瘤的治疗一般多聚集于各地方中心城市的三甲级医院或肿瘤专科医院。肿瘤的治疗水平对于经验、设备、医疗人员受教育程度均有特殊要求。

例如：一般情况下，三甲医院的肿瘤就诊人数远远大于区县级医院，这样积累的经验就出现了不同。三甲级医院肿瘤专科医生接受国内外培训的机会不同，受教育程度不同，直接影响了治疗理念和效果。

对于乳腺癌这种常见病来说，省级三甲级医院与国家级医院技术差别不大，药物设备配置基本一致，医务人员互相交流广泛，故均可以放心住院诊治。

肿瘤治疗是个长期的事情，所以选择地方三甲级医院即可，本着方便就诊、离家近便于照顾、便于长期随访即可。

4. 肿瘤患者如何长期随访?

肿瘤患者的随访原则是：首诊医生负责制。给您做手术、做化疗的医生是首诊医生，因为他（她）对您的病情最了解，病历资料都存放在首诊的医院里，所以随访由他给您制定出计划，并协助您完成长期的随访任务。总之，乳腺癌患者应找自己的主治医师随访即可。

乳腺癌一般是 4—6 个月复查一次，每次检查项目受病情影响均不相同，由专科医生做出调整。

5. 肿瘤患者就诊时需要携带什么物品？

肿瘤患者的就诊或复查，需要带好既往的检查单、CT 片子、既往的住院病历复印件。

检查单子最好按照时间顺序编排好，在醒目的位置注明时间就更好了，节约医生的翻阅时间。当然身份证、就诊卡、医疗保险证等也要备齐。

携带一名年轻家属最好，可以用手机挂号、缴费，节约时间。

6. 晚期肿瘤患者应该如何就医？

晚期肿瘤患者是不能康复的，治疗的目的是减轻痛苦、延长生命、提高生活质量。

建议在上级医院获得治疗建议，转到基层医院或者家庭中养护治疗，定期检查随访即可。晚期治疗以休息、调养、止痛等措施为主，基层医院条件都能满足，离家近较方便。更加重视家人对患者的陪伴，注重精神层次上的治疗。

晚期肿瘤的治疗中要注意“营养平衡”，就医过程中患者家属也要动脑筋、想办法，给患者加强营养，改善伙食，清洁身体。这些工作不能只靠医生完成。

7. 家人住院后如果对医生的治疗方案不满意或者不喜欢自己的主治医师该怎么办？

我出生于医学世家，家人中 10 余名医务人员，我从事医疗一线工作 23 年，见闻过各种医患情况及纠纷，其中患者及家人对治疗方案及效果不满意和对主管医生行为不满意是纠纷产生的潜在基础。

多数肿瘤科患者的治疗方案往往不是由您的主治医师或住

院医师自己拿出来的。治疗方案是由他（她）的带组主任或教授制定，管床医师代为传达而已，所以一般情况下是最佳的选择。如果您有疑虑，可以直接找到上级主任或医疗组长，亲自问问情况，不必和年轻医生发生争执。还可以直接告诉医生，我想带患者病历去北京看看，一般医生都会同意的。

遇到一些对工作拖拖拉拉或说话态度不好的医生也是正常的，哪个行业没有这样的人呢。不必吵架，可以找到上级主任要求调换主治医师，也可办理出院找自己满意的大夫重新办理住院。

8. 住院手术如何找到自己满意的医生为自己主刀呢?

首先选定专家，不要过度看中他（她）的行政职务，因为行政事务很分心，需要有时间参政。选专家要看重工作量、口碑、性格特点（有细腻型、利索型、擅长表达型等等）等要素。每个专家都有自己的特长，关键要适合您。

心里选定专家后不要急于住院，要亲自找到专家，看看他对您的病情认识，并且由他来安排住院事宜，充分沟通，表达您的要求。有时候您的手术时间正好专家外出，如果不提前说好，常规会由另外的有资质的医师代为手术。

有些患者自行住院后，才提出要求某个专家为自己手术，到处托关系求人，除非特殊情况，一般专家不会跨越治疗组为您做手术的。住院后进行调换治疗组的概率非常低，会引发医生间的矛盾。

9. 医生的治疗方案出来了，让家属拿主意，家属不懂，怎么办？

肿瘤科医生的方案往往是三级医生集体讨论的结果。有条件的科室还会组织多学科病例讨论（MDT）。

按照当前惯例，管理部门要求医生对治疗计划要提供备选方案（替代治疗）给患者及家人介绍的治疗方法越多，越会产生无法选择的纠结。虽然方案往往不止一个，但是排在第一位的应该是最佳的。

然而治病的过程往往是复杂的，患者要求的变化，家庭经济状况的改变，家属的奇思妙想都会干扰治疗方案的选择。家属可以咨询患者本人意愿，可以多次和医生沟通，介绍自己的家庭状况，反复交流后就可以选出最适合的方案。

切忌不与医生讨论而去咨询亲戚、老乡、朋友（非专科医生的），他们不是专业人士，他们的建议往往带有主观色彩，非科学的。

当然，凡事都有两面性。临床工作中，也有年轻的主管医生照本宣科，诵读手术治疗同意书，不愿意给患者及家属解释，嫌麻烦，患者爱治不治，不治疗了出院。主任从门诊回科室后常常发现，新收的患者主动出院了，询问原因，管床医生说患者不愿意治疗了；碰见患者，患者说，医生拿不出确切的治疗方案，不良后果很严重，吓得我们不敢治疗了。

不同的出发点，导致了不同的理解，不同的结果，所以大家一定要细心体会、反复验证，找出问题的根源来解决。

第八章　其他乳房健康常识

第一节　胸衣如何选择

引文

胸衣（胸罩）是女性使用的贴身内衣，用来遮挡、支托、辅助固定乳房的特殊衣服，又称乳罩、奶罩或文胸等，胸罩起源多认为源自法国。相传中世纪的欧洲贵族流行穿非常紧身的束身衣，某位贵族女性在一场盛大的舞会中，因束身衣穿着、更换太麻烦（需要仆人辅助穿戴、耗时长），用当时的餐桌布折叠了一下，围在前胸，舞会玩得很尽兴，许多同场跳舞的女士

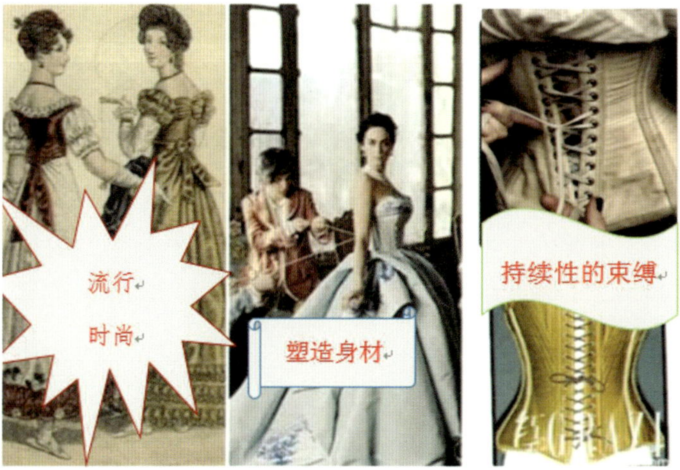

后来竞相效仿，逐渐出现了胸衣的雏形。

当代胸衣在各种面料的推陈出新促进下，功能和样式越来越多，为了满足女性各种各样的需求，设计师们不遗余力的设计了五花八门的式样供大家选择，例如：露肩、隐形、运动、舞蹈、塑体等等。

如何科学地选择胸衣呢？

我将在下面的大讲堂中给大家介绍。

大讲堂

首先，我认为，我们应该充分了解穿胸衣的目的是什么？

穿胸衣的目的首先是为了支撑乳房，起到一定的固定作用，增加了人体的运动能力，带来一定的舒适度。其次胸衣可以增加女性魅力，带来美感。

胸衣的分类是多种方式的，可以从功能的角度分类，可以从面料角度分类，也可以从罩杯的形式进行分类，但是总的原则是挑些适合自己的。

如下图所示，中国女性的乳腺外形分为几种类型。有球形的、半球形的、圆盘形的、圆锥形的等等，每个人的乳房形状都是不同的。所以说我们选择胸衣的时候，要选择与我们的乳房大小、形状严丝合缝的。就像我们穿鞋一样，脚穿在鞋子里面要非常合适，不能受到挤压。如果我们的乳房受到挤压，乳腺血液循环不好，腋窝的淋巴循环回流不好，就容易产生乳腺的疾病。

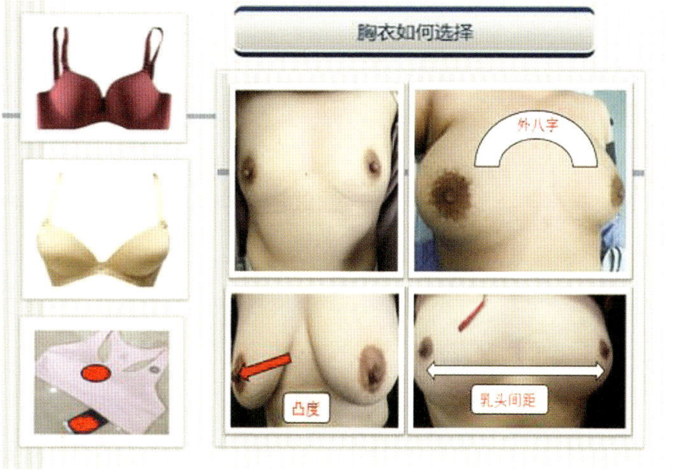

如下图所示，胸衣的选择要注意尺寸、形状与自己的肩宽、乳房的大小、位置相匹配。不可“小脚穿大鞋”，亦不可“大脚穿小鞋”。

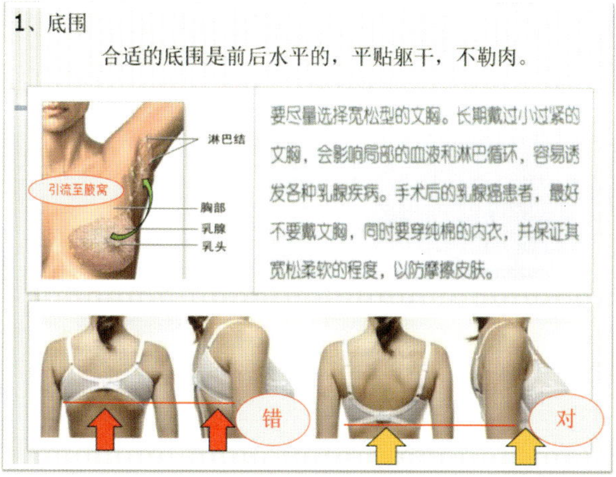

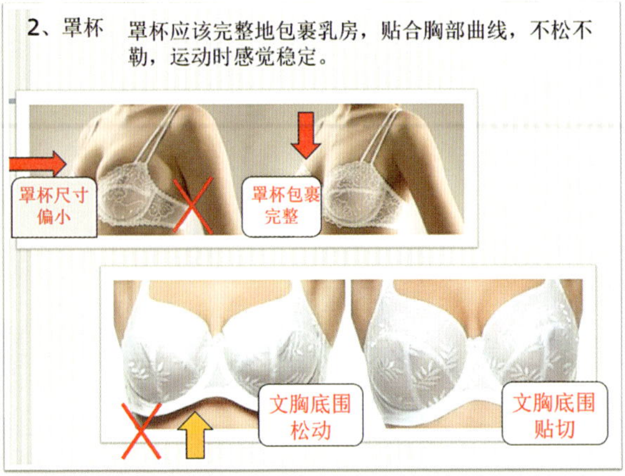

如下图所示，胸衣的肩带很重要，要宽，这样受压小，对肩部肌肉好。肩带不要松，松了经常滑下来不好。

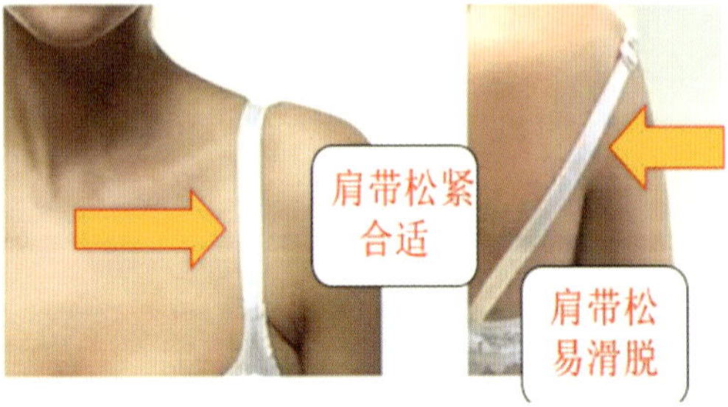

接下来给大家用图片示例说明胸衣的选择要注意的问题。

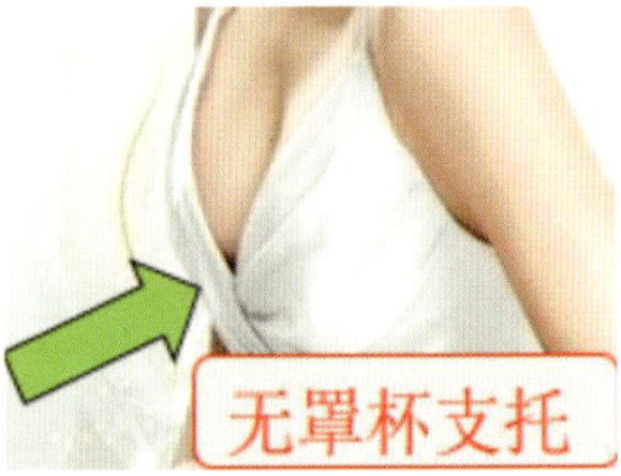

左侧示例图片中的胸衣有什么问题呢？大家可以看见，这款胸衣很漂亮，皱褶型胸衣，设计水平很高，也很有弹性。但是它的罩杯没有支托力（绿色箭头提示没有罩杯），也就是说穿着它乳房是容易下垂的。

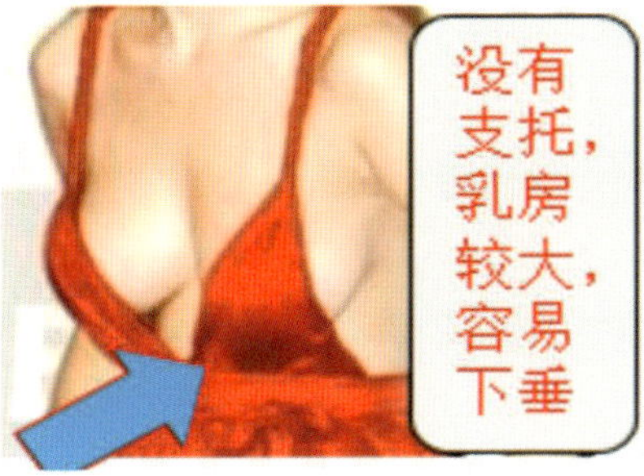

如果您乳房比较丰满，重量较大，会由于胸衣没有明确的罩杯支托力，时间久了以后乳腺也就下垂了（见右图蓝色箭头）。

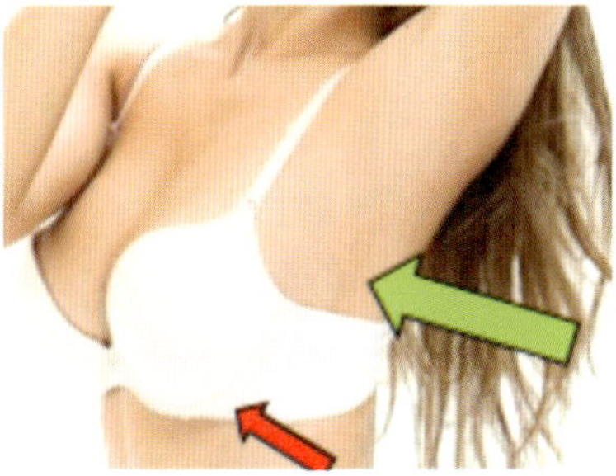

左侧示例图中的罩杯很好，有支托力（有钢圈红色箭头），但是问题是罩杯型号选择的不对，钢圈与乳腺的外轮廓不匹配。这种胸衣有个好处就是可以把乳房往中心聚拢，使胸部显得高耸，很漂亮。但其实这种胸衣穿上刚开始的是挺起来的，但是您一走路或者活动，乳房就逐渐向两侧散开了，散开以后钢圈就完全压在乳腺的腺体上面了。我们看到钢圈在红色箭头所指的地方，位置靠里，而乳腺的外弧在绿色箭头所指的地方，位置靠外，钢圈完全是压在乳腺上面的。

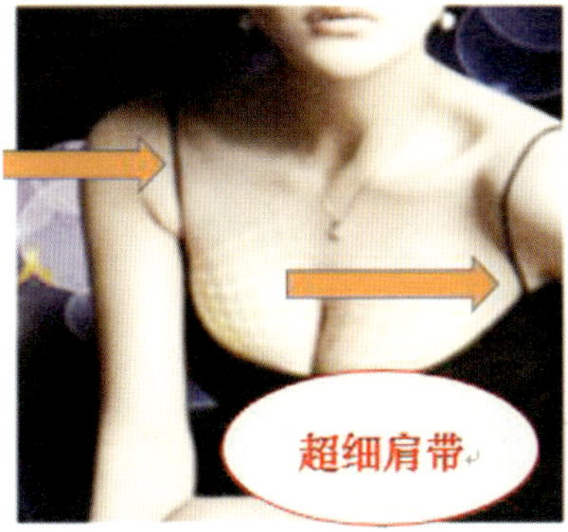

右侧图中，女士穿着时尚，胸衣很漂亮。但是大家看一下这个肩带（黄色箭头），特别的细。当肩带很细而乳房很沉的时候，这个力量就压在女性的肩膀上面了，肩膀长时间受压，肌肉痉挛酸痛，长时间以后会影响到周围的肌群，进而会影响到颈椎的稳定性。穿这种胸衣时间久了以后往往就是脖子疼，头晕，引起颈肩综合征。所以说肩带的选择，一定要越宽越好。为什么现在的小学生都背双肩包，不像我们小的时候背斜挎包。为什么双肩背包背带越宽越好，而且很多双肩包又加了一条腰部托儿，相信大家都明白这其中的道理。

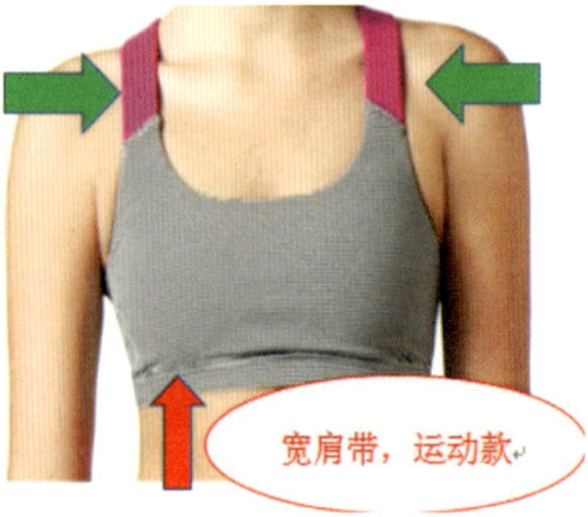

再说左图示例，图中的这款胸衣是一款运动型胸衣，很有弹性，肩带很宽（绿色箭头），很舒适，很多人喜欢穿着这种胸衣跑步。

但是，任何好东西都有其不适合的领域。对于乳房较大的朋友这种胸衣是非常不科学的。因为这种胸衣的特点是没有天然的罩杯（红色箭头），没有支托力，它主要依靠面料的弹力来压迫乳房以达到稳定的目的，时间久了就形成一种扁扁的、圆盘状的下坠的乳房。所以，这种运动型的胸衣不建议乳房较大者长期反复使用，适合胸小的年轻、爱运动的女性。

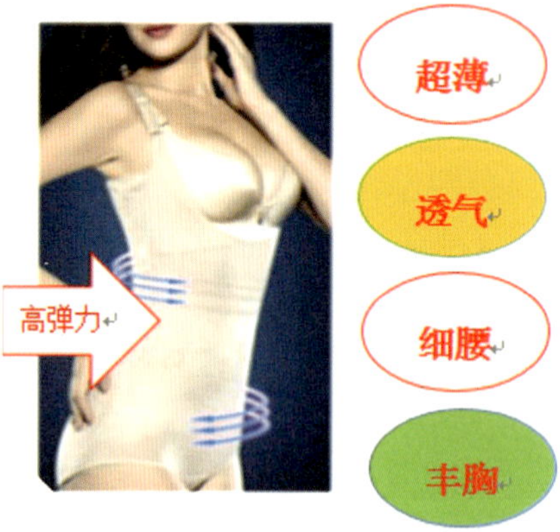

右图示中的塑体型胸衣是强弹性的，为了塑造优美的形体，衣服的力学设计将胸部使劲儿上提，

腰部变细，臀部提高，腹部脂肪进行了重新分布。这种类型的胸衣可以塑造出青年时期的优美体型。

但是，不好的方面也存在。长期穿着影响胸部的血液循环，影响呼吸系统（呼吸道分泌物排泄不畅，增加呼吸道感染的概率），类似中世纪欧洲的紧身衣，这种类型的胸衣是不推荐日常使用的。

这种胸衣是为了塑造特殊体型的，用于短时间需要提高其人体魅力的场合使用。由于约束性导致腰部脂肪受压，血循环不畅，会造成肌肉疲劳，排汗困难，肋骨变形，消化功能受限，盆腔压力增高等问题，时间久了会导致妇女盆底肌肉受损，中老年后引发咳嗽后尿失禁。建议短暂使用。

右图这款胸衣是比较常见的，有罩杯，材质比较轻薄，高弹性贴身。看起来非常好看。但是这种轻纱材质的胸衣没有耐久的支撑力，虽然一开始因为有弹性而存在一定的支托力，但是时间久了支托力量不足，就会使乳房下垂。不适合乳房较大者使用，同时高弹面料的胸衣怕日晒，应及时更换。

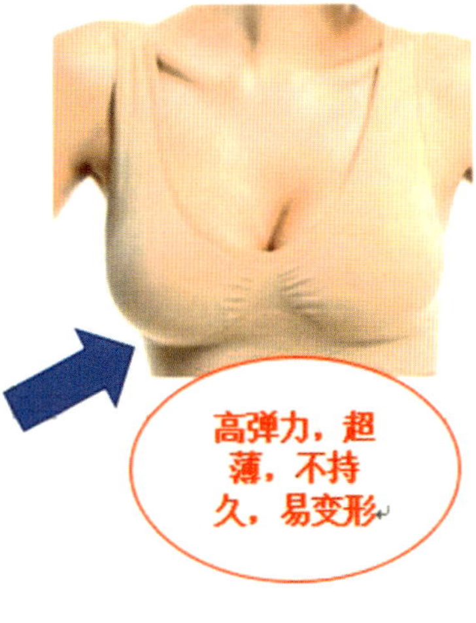

以上是对最常见的六款胸衣的问题及建议，希望对女性朋友们有所帮助。

医学小贴士

给大家介绍一下女性使用胸衣的注意点。

胸衣分带钢圈（或类钢圈支撑物）和不带钢圈。有人说带钢圈，可以增加乳腺癌的患病概率。我就这个问题查询了医学数据库，发现了很多专家都在解答这个问题。钢圈和乳腺癌没有关系。

胸衣应适当宽松，但是还要有一定的支撑力。尤其处在哺乳期的女性，一定选用有支撑力的胸衣，否则在哺乳一年或一段时间后，不再哺乳时乳房就会下垂（见下图）。

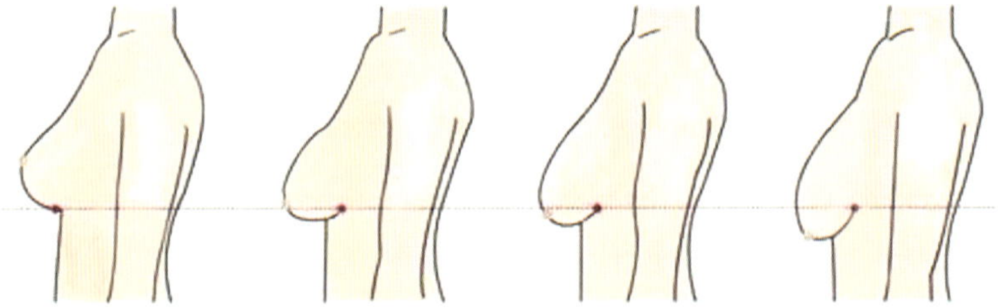

参加体育锻炼、健身，要选用有支撑力的胸衣；在家里看电视，休闲读书，可以选用宽松、无支撑的胸衣。

胸衣的面料也很重要。尽量选择纯棉、透气性好的。有些为了特殊穿着效果采用特殊面料制作的胸衣，面料基本上不透气，尽量短暂使用。

带钢圈的胸衣如何选择？要看清钢圈的弧度跟您乳房外侧壁的弧度是否吻合。购买时不要听销售员说："刚穿上不舒服没事，穿穿就适应了。"不能用身体去适应衣服。试穿以后一定要特别合适才行。

胸衣肩带的选择不要太细，因为肩带太细，长时间勒肩部，会导致肩部肌肉的疼痛、疲劳，这种变化会间接通过颈肩部肌群影响到颈椎。这些肌肉是相互影响的，肩部肌肉不好了，颈椎就会出问题。

有些特别好看的胸衣是纯化学纤维材质的，透气性不好，不能长时间穿。有些特殊场合必须穿，穿完要尽快脱下来。

建议不要穿着塑形的衣服。塑形的衣服只适于出席对仪表要求特别高的活动时短时间穿着。塑形的衣服把人的体型进行了强制性调整。它把脂肪进行了重新分布，把人体腰部的脂肪向上推，推到胸部显得丰满，把腰部以下的脂肪向下推，推到臀部，使腰身变细。这种塑形衣服长时间挤压脂肪，会引起人体不良反应。向上，影响人的呼吸，引起肺部疾病，易患感冒。向下，可以引起女性盆底压力过高，肌肉疲劳松弛并衰退，年老后出现尿失禁等问题。长时间挤压以后还会引起肩、颈椎等各种各样的毛病。所以说塑形衣服尽量少穿。

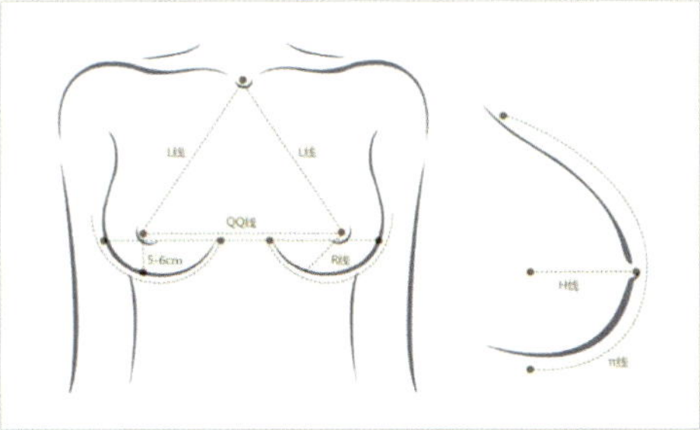

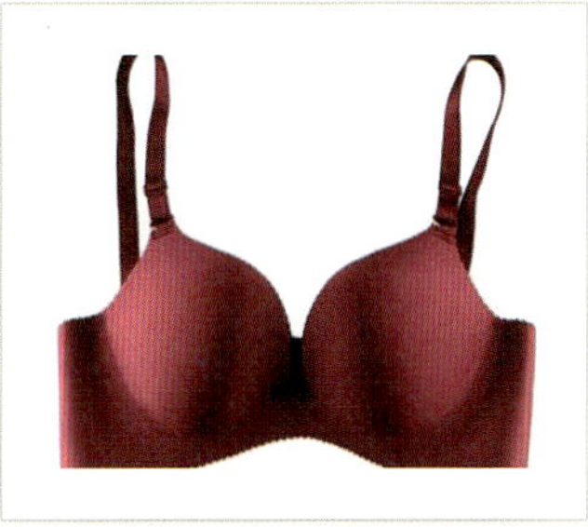

胸衣的选择还要注意“乳头间距”和“乳房凸度”。见上图

中乳头间距离，就像配戴眼镜需要测量“瞳距”一样。不同人肩宽不一样，导致乳房间距有差别，胸衣的罩杯间距要与之匹配。罩杯的凸度也要与乳房的凸度尽量贴近。

误区总结：

1. 带钢圈的胸衣易引发乳腺癌。（错）

2. 购买胸衣时越贵越好。（错）

有些高科技人造面料很贵的。

3. 带有磁疗功能的胸衣可以治疗乳腺疾病。（没有定论）

4. 怀孕期间不适合带胸衣。（错）

4. 乳腺增生、乳痛症不适合带胸衣，越带越痛。（错）

第二节　男性乳腺发育

引文

男性乳腺发育症在临床门诊上不属于多见病（亦可能患者因无症状并不去就诊），但近来我发现门诊上隔长不短就可以见到男性就诊患者，青少年和老年男性患者多见，中年患者较少。尤其是寒暑假期间，家长带来的小男孩开始增多。

大讲堂

我发现，门诊上中老年患者常常表现为两侧乳房不对称，一侧大、一侧小，乳晕处隆起。青少年患者则不同，变现为双侧乳腺隆起，往往伴随肥胖症。中老年患者门诊上就诊的动机是局部疼痛或肿块，而青少年就诊的动机往往是不美观，不好意

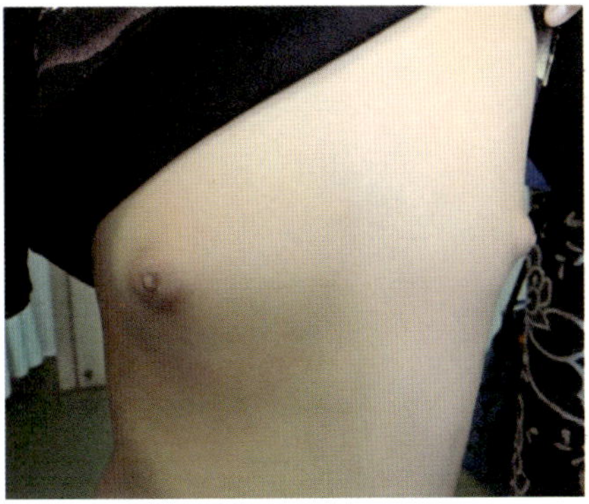

在同学们间显露，不敢游泳、健身。

右图为17岁男孩，双乳晕区隆起。无伴随症状，家长带来就诊。孩子体健，无器官发育异常，无家族遗传疾病，不肥胖。我建议观察，暂不处理，随访复查（半年来一次门诊）。

左下图为男性高中生，右侧乳腺发育，乳晕处隆起，触诊无明显肿块，仅仅是增生的腺体。男性高中生。身体健康，无家族遗传病。采取观察随访处理。

右下为18岁高中生，双侧男性乳腺发育，既往曾肥胖，目前身体健康，无家族遗传病。建议观察，严密随访。

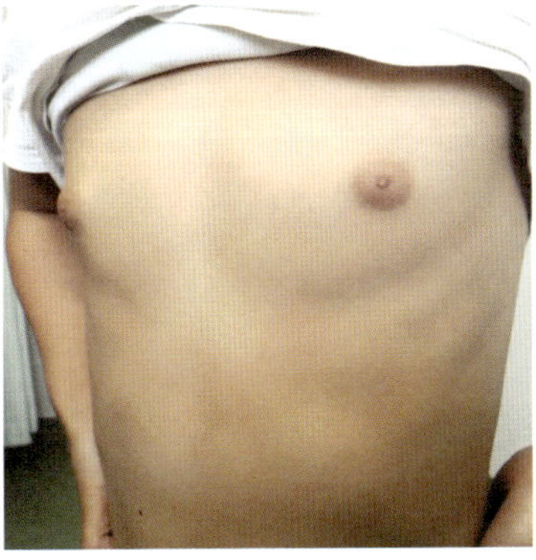

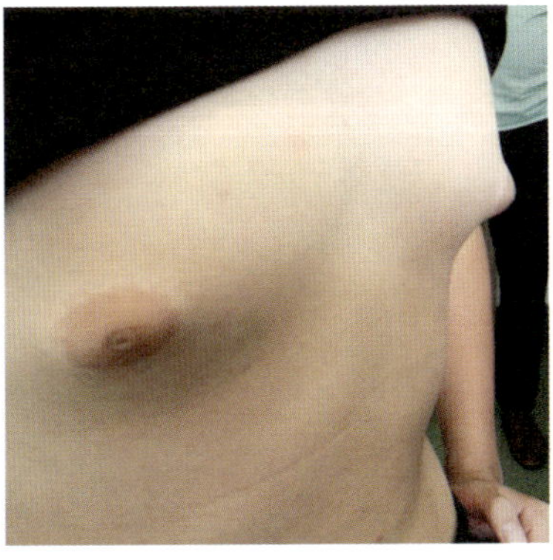

左下图所示，中年男性乳腺有肿物，手术证实为男性乳腺癌。该案例提示我们，男性乳腺肿物，要想到还有乳腺癌的可

能性。

右下图所示为中老年患者，男性乳腺发育，乳晕区肿物，行男性皮下腺体美容微创手术。

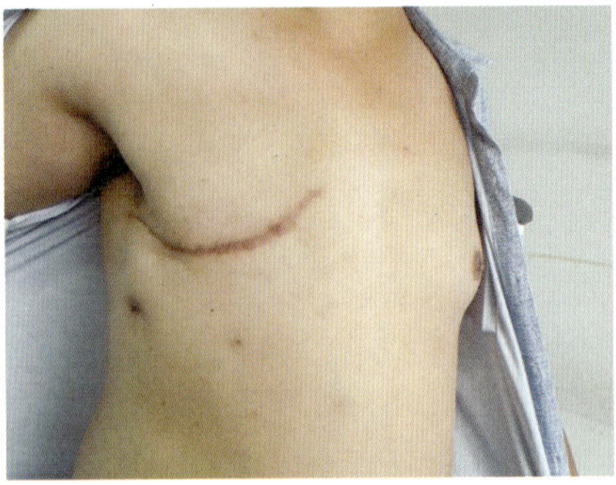

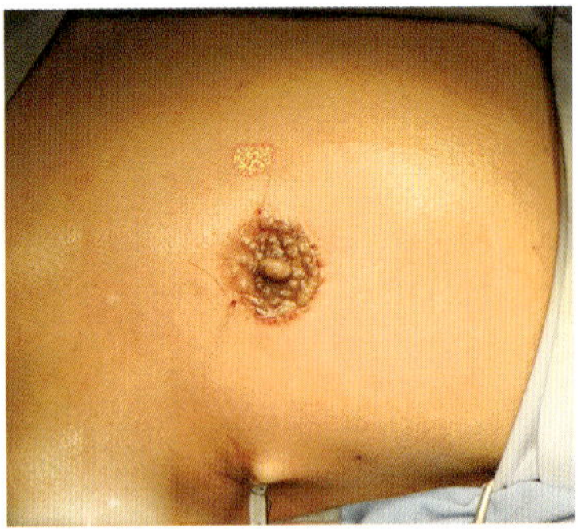

一般男性乳腺发育手术治疗要留下一个不小的手术瘢痕，或圆弧形，或草帽形，或“一”字形。目前我采取乳晕隐藏式手术切口，采用腔镜辅助，可以完整将腺体切除，手术后切口小，瘢痕不明显，可达到美容学要求。

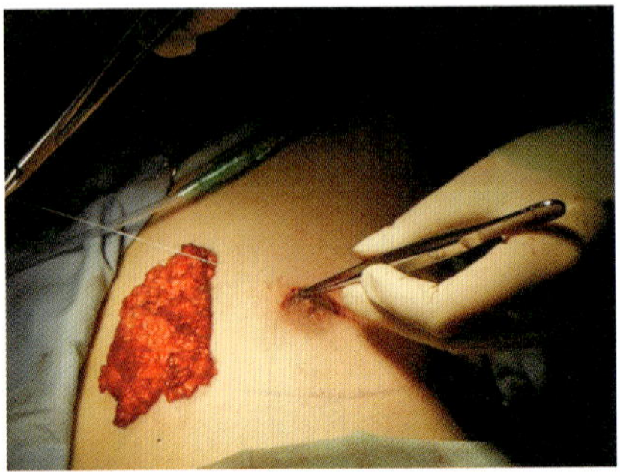

左图为我为男性乳腺发育患者施行皮下腺体切除，美容微创缝合的最后阶段。力争患者术后瘢痕小，美观。

医学小贴士

男性乳腺发育就诊时，医生首先应该了解患者的健康情况，有无家族性遗传病，有无内分泌疾病，有无口服某些药物，饮食习惯等等。

青少年应该区别对待，留出足够的观察时间。肥胖症首先减肥，待减肥后另行处理。中老年男性患者要警惕男性乳腺癌。右图为老年男性患者，吸烟饮酒，左侧乳房逐渐变大（蓝色箭头）。

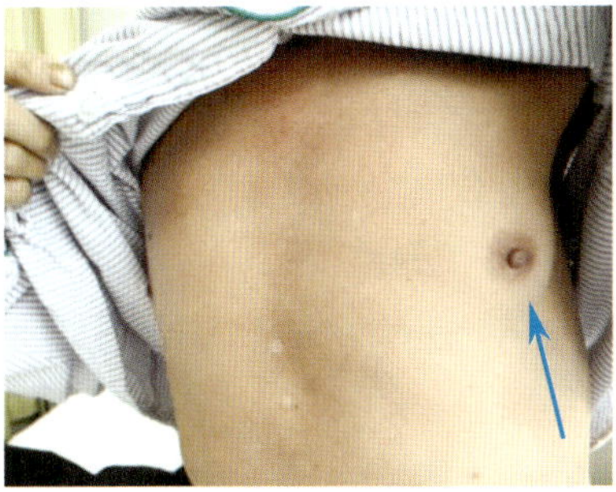

我认为，男性也是需要美观的，手术时需要精心设计手术切口，术中要注意不要切除过度，导致胸部变形。

第三节　副乳

引文

副乳通常指女性除了正常的一对乳房之外，出现的多余乳房，一般较多在腋前或者腋下。副乳形成的原因是人类在胚胎时期，从腋窝到腹股沟的两条线上长有6—8对乳腺的始基，出生前，除胸前的一对继续保留以外，其余的都退化了。如果由于发育异常，这些乳腺始基未能完全退化，就形成了多个乳房，又称多乳房症。

副乳临床上分为有乳腺组织但无乳头、既有乳腺组织又有乳头、无乳腺组但有乳头等几种情况。

副乳一般没有临床症状，由于大小不同，主要的问题还是影响外形美观，穿衣服受到一定影响。绝大多数患者就诊原因是乳腺增生疼痛放射至副乳区，恐惧癌肿。

副乳内含乳腺组织，因此也有发生乳腺癌的风险，称之为

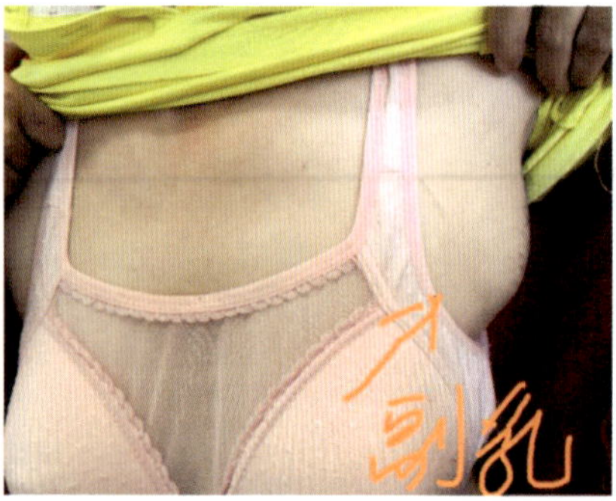

“副乳癌”。

副乳在妊娠、哺乳期会发生明显的变化。通常妊娠、哺乳期间，在激素的共同作用下，副乳会明显增大，有乳头的甚至分泌乳汁。哺乳结束以后，副乳并不会随之萎缩，因而变得更为明显，更大了。

大讲堂

我发现，门诊来看副乳的患者越来越多了，主要还是因为乳腺增生的“乳痛症”，副乳区不适、胀痛，加上局部隆起一块肉，害怕得了乳腺癌。只有少部分是因为美观问题来门诊寻求帮助的。

下图中患者靠近腋下部分的隆起就是副乳。

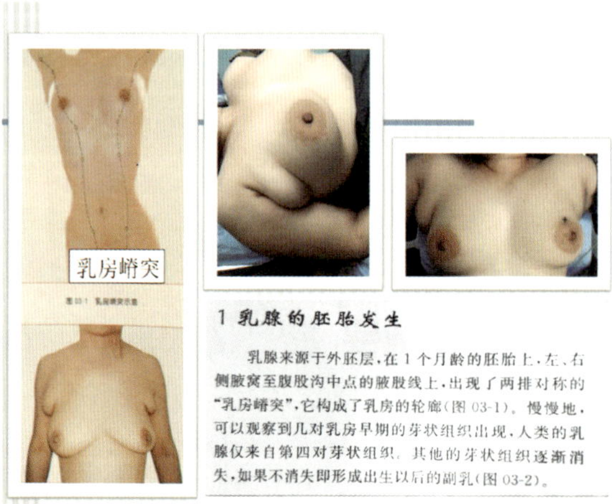

副乳就像腋下夹了两块肉，有时会随着月经出现疼痛，向上臂放射。

副乳可以位于许多部位，但是，靠近腋下是其最常见的部位。

左下图所示，上臂靠近腋下的隆起就是副乳（蓝色箭头），位置较高，不多见。

右下图所示，腋下区隆起的就是副乳（蓝色箭头）。属于最常见的类型。可以出现或不出现小乳头。

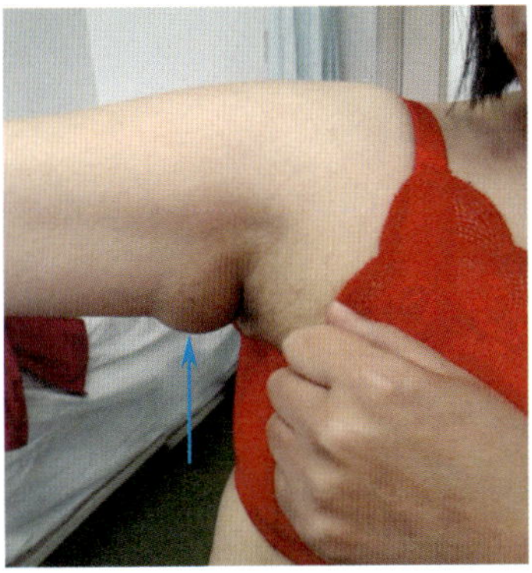

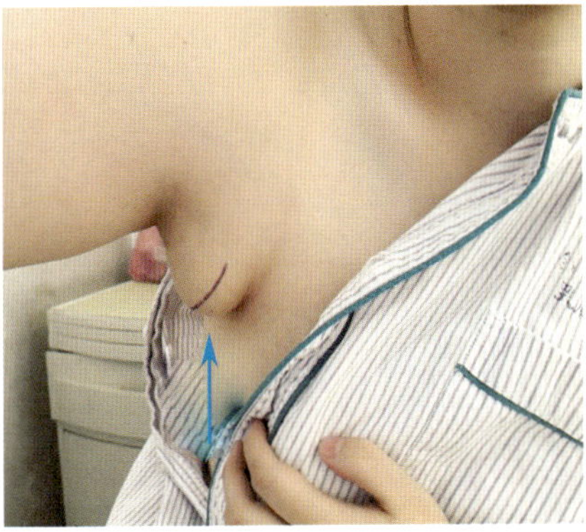

右图所示，腋下区并靠近乳腺外侧隆起的肉就是副乳。

这个副乳体积较大，穿衣服影响美观。采取了手术切除的治疗手段，效果非常好。

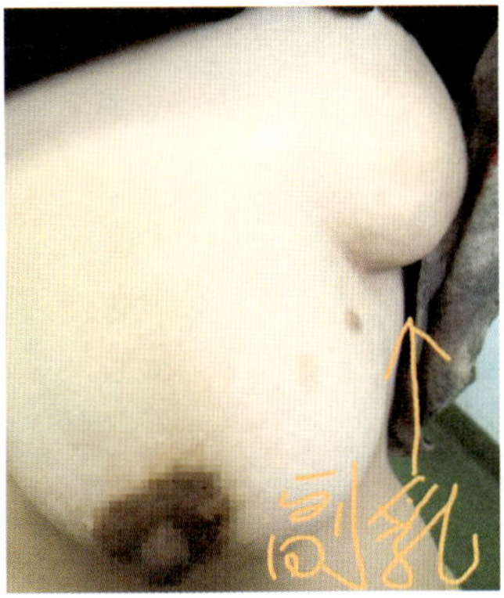

医学小贴士

副乳一般不需要治疗，乳腺增

生时疼痛不适可以向腋窝放射，这些都不是手术要解决的。

副乳体积较大，影响肢体活动，影响美观，副乳内长有结节，这些可以考虑手术治疗。

副乳的手术其实很要经验，其一是手术切口的设计，一定要隐蔽，完整切除副乳、恢复腋窝 S 弯弧形。其二是手术范围不要误入腋腔，形成了淋巴结清扫的术野就不好了。

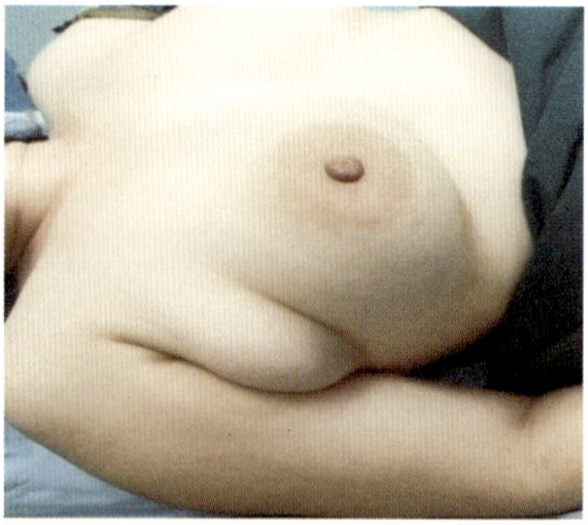

下面我用近期一例副乳切除的手术介绍一些手术经验。

左侧图中为一名 30 多岁女性朋友，副乳较大，穿衣服影响美观，这是术前照片。

下图为副乳术后照片，手术切口设计在腋下，将来不会影响美观。如果采用横梭形切口，缝合后瘢痕必然会延长显露在前胸，超过腋前线。我采用纵梭形切口，缝合后是在腋下的竖切口（蓝色箭头），隐蔽性好。另外可以看出，手术后局部平整，没有形成坑洼地，说明手术没有误进入腋腔。

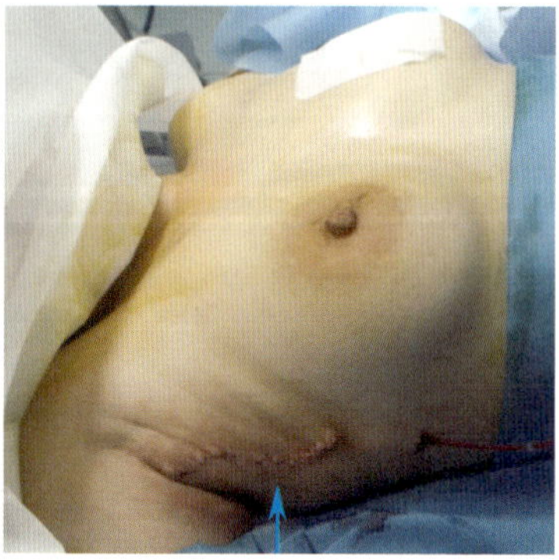

下图所示：蓝色箭头显示异位副乳头，位于乳房下半球，临床上少见的体征，我有幸采集到了一手资料。

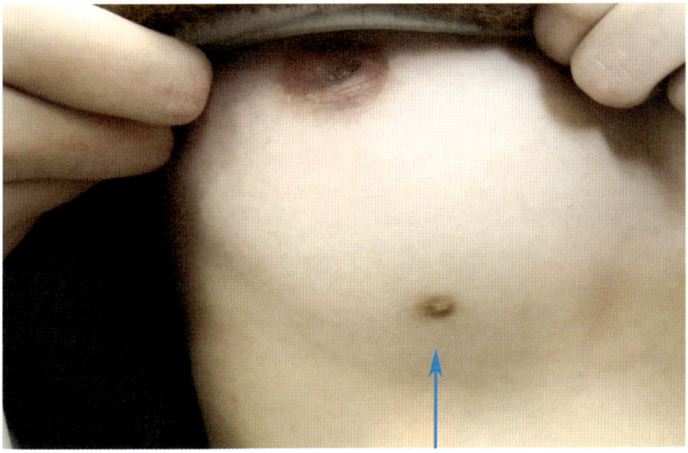

下图右侧为急性副乳炎（红肿明显蓝色箭头所示），左侧副乳正常。

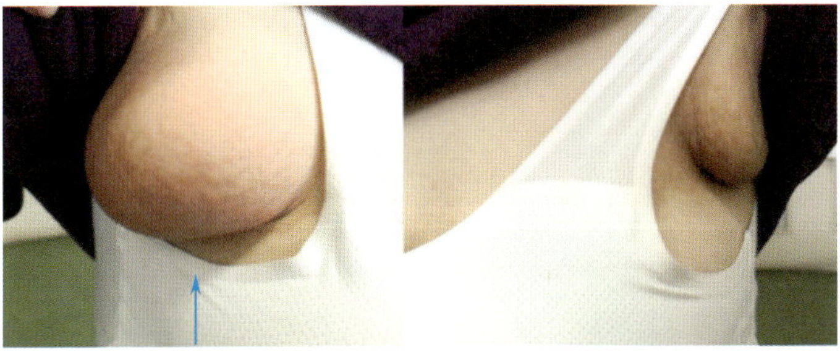

误区总结：

1. 副乳容易恶变，都需要手术切除。（错）

2. 副乳需要吃些药控制其长大。（错）

第四节　常见问题答疑

1. 胸衣的选择越大的品牌越好吗?

不是这样理解的。有些大型品牌，更多的注意设计款式是否具有流行元素，是否使用最新的面料。而我们选择胸衣关注面料是否天然健康，款式是否适合自己的胸型及用途。

2. 副乳会不会癌变？必须手术吗?

副乳恶变概率不高，副乳恶变后称之为“副乳癌”。

副乳应根据其具体状况决定是否手术。副乳体积较大、影响美观、影响上肢活动、副乳内长有结节等情况可以考虑手术治疗。

3. 男性乳腺发育需要手术吗？

男性乳腺发育属于专科病，不多见，需要很专业的医生才能做出科学判断。

我认为，男性乳腺发育首先要按年龄分为少年和中老年两个群体，其次要分为肥胖和非肥胖群体，最后进一步检查是否有遗传性疾病或发育异常性疾病。然后排除内分泌疾病和垂体肿瘤。老年患者还要详细了解慢性病及用药史，综合以上情况，才能做出是否手术的判断。